RECEITAS NOTA 10

Do autor:

Dieta Nota 10
Cardápios Nota 10

DR. GUILHERME DE AZEVEDO RIBEIRO

RECEITAS NOTA 10

Comer e emagrecer é mais simples do que se imagina

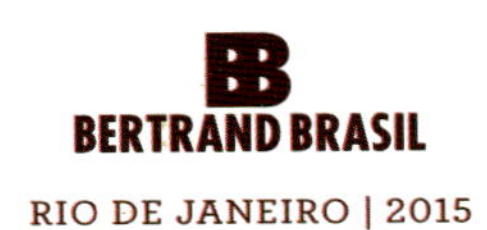

RIO DE JANEIRO | 2015

Projeto gráfico de miolo e capa: Carolina Vaz

Ilustrações de miolo e capa: Juliana Montenegro

Foto de capa: Artur Custódio

2015
Impresso no Brasil
Printed in Brazil

CIP-Brasil. Catalogação na fonte
Sindicato Nacional de Editores de Livros, RJ.

R37r Ribeiro, Guilherme de Azevedo

Receitas nota 10: comer e emagrecer é mais simples do que se imagina / Guilherme de Azevedo Ribeiro; ilustração Juliana Montenegro. – 1. ed. – Rio de Janeiro: Bertrand Brasil, 2015.
192 p.: il.; 23 cm.

ISBN 978-85-286-1777-1

1. Gastronomia 2. Culinária - Receitas. I. Montenegro, Juliana. II. Título.

14-14509

CDD: 641.5
CDU: 641.5

EDITORA BERTRAND BRASIL LTDA.
Rua Argentina, 171 – 2º andar – São Cristóvão
20921-380 – Rio de Janeiro – RJ
Tel.: (0xx21) 2585-2070 – Fax: (0xx21) 2585-2087

Atendimento e venda direta ao leitor:
mdireto@record.com.br ou (0xx21) 2585-2002

SUMÁRIO

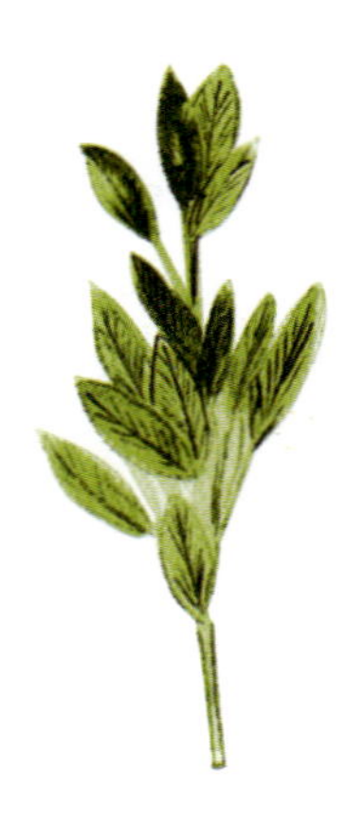

INTRODUÇÃO

Caro amigo leitor Nota 10,

Em primeiro lugar gostaria de agradecer a todos que me incentivaram a chegar até aqui — a venda de mais de 300 mil exemplares dos meus dois primeiros livros, *Dieta Nota 10* e *Cardápios Nota 10,* prova que estamos no caminho certo e vamos vencer esta guerra contra a balança de uma vez por todas.

Este novo livro, *Receitas Nota 10,* mostra aos leitores que é possível comer bem e de forma variada sem abrir mão do prazer de saborear as coisas boas da vida.

Mais de 120 receitas variadas e com baixo valor calórico dão a opção de fazer pelo menos 2 refeições ao dia, por 60 dias, sem repetir. O que você quer comer hoje? Vai uma carne ou uma boa massa com direito a bolo de chocolate de sobremesa?

Tem para todos os gostos, de carnívoros a vegetarianos, para ninguém reclamar. Afinal, o que seria do amarelo se todos gostassem do azul? Boa sorte e lembre-se sempre que comer bem = nutrição + prazer.

Velhos aliados, agora novos inimigos

Uma breve história do tempo

Quer saber por que estamos cada vez mais gordos? Esqueça essa história de que gordo é sem-vergonha, porque não é verdade. O fato é que os dois motivos que nos fazem engordar nos dias de hoje já foram nossos grandes aliados e nos ajudaram a chegar até aqui muito bem-sucedidos. São eles: a gula e a preguiça.

Mas como pode? Já foram aliados, como assim? Vamos esclarecer.

Nós, seres humanos, estamos passeando por aqui há mais ou menos 70 mil anos. Durante 60 mil anos, não tínhamos muita comida, não sabíamos cozinhar e nem guardar os alimentos. Tudo era muito difícil. Além disso, digerir alimentos crus era extremamente trabalhoso e demorado. Levávamos de 3 a 4 dias para achar comida e 12 horas para digeri-la! Então, a natureza nos deu duas valiosas ferramentas de sobrevivência: a gula e a preguiça.

A virada

Há 10 mil anos estávamos nós lá, dormindo muito e comendo pouco, quando então um tataratataratatara... avô muito do espertinho descobriu o pulo do gato: como controlar o fogo. A partir daí, tudo mudou. Essa descoberta permitiu ao homem um desenvolvimento como espécie que mudou a nossa história e a história do mundo. Cozinhar os alimentos significava economizar o tempo de digestão de 12 horas para apenas 1 hora e meia, afastava o risco de morte por contaminação e acabou por abrir as portas para a maior revolução de todos os tempos: a revolução industrial. Fogões, geladeiras, frigoríficos, navios, tratores, caminhões, aviões, armazéns etc. multiplicaram em milhares de vezes a oferta de comida e o seu processamento, nos permitindo comer e digerir, de forma bastante rápida, uma grande quantidade de calorias — bem mais do que precisamos e conseguimos gastar. Quer um exemplo? Vamos fazer uma refeição rápida na lanchonete da esquina:

- Um sanduíche duplo com molho (daqueles da musiquinha antiga, lá do século passado: *2 hambúrgueres, alface...*, lembra?) = 560 calorias (ou 280 notas)
- Uma porção grande de batata frita = 360 calorias (ou 180 notas)
- Um refrigerante de 500 ml = 200 calorias (ou 100 notas)
- Uma bola de sorvete à base de leite = 170 calorias (85 notas)

Total? 1.290 calorias, ou 645 notas.

Sabe quantas calorias (notas) precisamos por dia? Em média, cerca de 1.500 calorias (ou 750 notas). E, neste caso, ainda falta fazer no mínimo mais 2 ou 3 refeições até o fim do dia. Se você repetir essa refeição por mais 2 vezes no seu dia, sabe quantas calorias terá ingerido? 3.870 calorias, ou 1.950 notas.

Para piorar, duas armadilhas do mundo moderno: o tempo e o estresse.

Responda rápido: você está estressado agora? Tem estado estressado há muito tempo? O tempo todo? Preocupado com o trabalho, a família, os filhos, o dinheiro, a vida?

Má notícia: o estresse engorda. Como assim?

O estresse manda uma mensagem para o aparelho digestivo, dizendo para comer bastante pois vem aí uma possibilidade de gastar energia (calorias). Só que essa mensagem é falsa, pois nessa situação extrema você não gasta nada a mais do que o normal. E, para piorar, o aparelho digestivo leva pelo menos 20 minutos para informar ao cérebro que você realmente comeu. Qual o resultado? Tudo o que você conseguir comer em menos de 20 minutos o organismo vai aceitar sem reclamar. Aí, você engorda mais.

Soluções práticas à vista

Usando o tempo, o estresse e a matemática a seu favor

Em primeiro lugar: coma mais devagar. Gaste pelo menos 20 minutos com a sua refeição para dar tempo ao seu aparelho digestivo de 'avisar' ao cérebro que você já comeu.

Em segundo lugar: para combater o estresse, faça uma caminhada diária de 30 minutos. O exercício estimula a produção de endorfinas — calmantes naturais —, além de ajudar a gastar o que você comeu.

Em terceiro lugar: escolha refeições com menos calorias. Quer ver? Vou dar uma sugestão para substituir aquele lanchinho de quase 1.300 calorias. Anota aí:

- 1 filé de peixe grelhado = 100 calorias (ou 50 notas)
- 2 colheres de sopa de arroz = 70 calorias (ou 35 notas)
- 2 colheres de feijão = 70 calorias (ou 35 notas)
- 1 salada de verduras e legumes = 30 calorias (ou 15 notas)
- 1 fruta = 50 calorias (ou 25 notas)

Viu só? Uma refeição saudável que vale ¼ do valor do lanchinho de lanchonete. É muito mais saudável, vale a pena e ainda abre espaço para aproveitar outras coisinhas gostosas que você adora comer.

O que você precisa realmente saber sobre fazer dieta?

Aqui você vai encontrar. São as dicas mais importantes, extraídas dos dois primeiros livros, *Dieta Nota 10* e *Cardápios Nota 10*. Para não esquecer nunca.

Pense bem: se você comer um bombom por dia, vai engordar? E se comer cinco? Ou 10?

Você pode e deve emagrecer sem abrir mão do que lhe dá prazer.

Emagrecer é simples.

Mas mudar os hábitos alimentares é complicado, pois, na maioria das vezes, trazemos esses hábitos da infância. Reeducar-se diante dos alimentos, usá-los na quantidade necessária, sem excessivos abusos ou restrições, é o x do problema.

Você tem que acreditar que pode, sim, modificar seus vícios alimentares. Se, durante alguns meses, você controlar cada coisa que comer, quando se der conta terá perdido muitos quilos e mudado, para sempre, as atitudes erradas que aumentavam o seu peso, prejudicando-lhe a saúde.

Apenas 20% dos clientes que me procuram sofrem de obesidade genética. E até para esses existe solução. Tenho constatado que, na maioria das vezes, os obesos genéticos também cultivam péssimos hábitos alimentares. Hábitos que geralmente começaram em gerações anteriores às deles.

A imensa maioria das pessoas gordas come muito ou come errado. A grande verdade é: Não há obesidade sem excesso de comida.

"Hoje, a Dieta Nota 10 faz parte de mim. Instintivamente, como sabendo exatamente quantas notas estou gastando. Para manter o peso, não faço sacrifícios, apenas penso. É simples assim."

Carolina Dieckmann

"Comer de tudo, com equilíbrio, é o segredo dessa dieta que, na verdade, não é dieta, é uma lógica. [...] A facilidade de comer o que quero, na hora em que sinto vontade, dá uma ótima sensação de liberdade. Infelizmente, sou gulosa. Depois que entendi a mecânica da Dieta Nota 10, vi o mundo de possibilidades que ela oferece. Enfim, encontrei um jeito feliz de comer o que quero e aquilo de que gosto, sem engordar. É muito bom."

Daniela Escobar

Mas o que é comer certo e comer errado? Tchan, tchan, tchan... Eis que, finalmente, o segredo será revelado: comer errado é comer demais.

O organismo não funciona assim. Todos os alimentos — carboidratos, gorduras e proteínas — são importantes e necessários. Em uma dieta de 500 notas diárias, o ideal é ingerir:

- 50% (250 notas) de carboidratos
- 30% de gordura (ou 150 notas)
- 20% de proteínas (cerca de 100 notas)

Gorduras

Saturadas (principalmente gordura animal).

Entre outros, leite, manteiga, queijos, margarina, gordura de coco, azeite de dendê, cacau, gema de ovo. Até 50 notas diárias.

Insaturadas (principalmente vegetais): dividem-se em monoinsaturadas e poli-insaturadas (Ômega-3 e Ômega-6).

Azeite, azeitona, abacate, avelã, pistache, amendoim são gorduras monoinsaturadas.

Óleo de soja, de milho e de girassol, gergelim, semente de gergelim, nozes, linhaça, vegetais verdes, abóbora, germe de trigo são gorduras poli-insaturadas.

Distribua as 100 notas restantes entre esses dois tipos de gordura.

Carboidratos (Açúcares)

Simples: monossacarídeos e dissacarídeos.

Frutas, xarope de milho e mel são exemplos de carboidratos monossacarídeos.

Açúcar refinado, malte, cerveja, cereais matinais e derivados de cana-de-açúcar são dissacarídeos.

Complexos: polissacarídeos.

Pão, batata, arroz, milho, feijão, ervilha, trigo, legumes e farinhas são carboidratos polissacarídeos.

Use 250 notas diárias para todos os carboidratos. Gaste 75 notas nos monossacarídeos e dissacarídeos e 175 nos polissacarídeos. Invista as 100 notas restantes em proteínas.

Não esqueça que a maioria dos alimentos é composta. Por exemplo, doces levam açúcar (carboidrato), ovo (gordura), manteiga (gordura) e farinha (carboidrato). E, por favor, não abuse de frituras, margarinas e maioneses. Gorduras modificadas pelo homem costumam fazer mal. Parece complicado. E é. Mas, graças a Deus, existe a tabela...

É mentira que, nos fins de semana, pode-se comer à vontade. Aprenda uma coisa interessante: durante uma dieta de emagrecimento, o metabolismo funciona mais lentamente. O corpo é sábio e, por isso, se protege. Ele ignora se você está tentando se livrar dos quilos extras ou se você se perdeu no mar. Sabe apenas que, de uma hora para outra, ele pode precisar de energia para sobreviver. Seguro morreu de velho. Quando você diminui a ingestão de alimentos, o corpo pisa no freio e, sovinamente, começa a economizar calorias. Durante a Dieta das Notas, seu peso baixa entre um quilo e um quilo e meio por semana. Mas bastam dois dias — o sábado e o domingo — para seu metabolismo, deslumbrado com a energia que lhe é colocada à disposição, armazena tudo avidamente. Quer saber o resultado de comer o que você quiser nos fins de semana? A resposta é simples e desagradável: no sábado e no domingo você engordará o que levou de segunda a sexta para emagrecer. Chato, não? Nem preciso explicar por que, em um fim de semana ou outro, escapulir da Dieta Nota 10 é privilégio de quem alcançou o peso ideal. Você chegará lá, com certeza.

Consulte o seu médico.

Vamos combinar uma coisa? Daqui para a frente, nunca mais você esquecerá que qualquer um pode emagrecer com uma dieta balanceada e exercícios físicos. Basta querer. Se a sua intenção é emagrecer e permanecer magro, adote uma dieta balanceada, na qual proteínas, carboidratos e gorduras sejam consumidos conforme as suas necessidades. Mas não esqueça uma coisa: antes de começar qualquer dieta — inclusive a Nota 10 —, procure um médico para avaliar o seu estado de saúde.

A gula é parente próximo da compulsão, um desvio de comportamento de origem emocional. Quem come demais estabelece com os alimentos vínculos físicos e emocionais. Não duvide: os gordos são pessoas ansiosas, que comem à procura de um alívio temporário de suas tensões. A comida — especialmente os doces — é serotoninérgica. Isso quer dizer que nela (e nos doces ainda mais) há um grupo de substâncias que imitam a ação das serotoninas. Normalmente, as serotoninas são fabricadas pelo organismo e funcionam como "calmantes", provocando uma gostosa sensação de bem-estar. Quando "bate a depressão", há uma diminuição no seu nível de serotonina. Então, você come para substituir — de maneira fugaz e engordativa — as serotoninas naturais. Após comer para se saciar em "falsas serotoninas", os problemas emocionais não mudaram. E você está mais gordo — e mais feio. Então, mais frustrado, volta a comer. Assim, de tristeza em tristeza, você cria o círculo vicioso de mais frustração, mais comida, mais frustração e... cada vez mais quilos.

A neurociência já descobriu no mínimo quatro sistemas de descontrole emocional. Os três primeiros relacionam-se intimamente à busca por comida:

1. Sistema de recompensa e busca
2. Sistema de raiva
3. Sistema de medo/ansiedade
4. Sistema de pânico

Não importa qual o motivo por que você pede socorro à comida, mas sim que esse comportamento precisa mudar. Em sua cabeça, você deu guarida a um inimigo que o obriga a conviver com um hábito destrutivo: o de comer demasiadamente.

Emagrecer e continuar magro significa mudar completamente de vida. Todos os que conseguiram se livrar do peso extra descobriram que não há descanso na luta contra a balança. Quem emagreceu e se conserva magro entendeu por que embrulhava a comida para presente e a empurrava goela abaixo. Raiva? Compensação de perdas? Ansiedade? Os motivos, eles resolveram. Sejam quais forem os seus motivos, saiba que a ciência já provou que o mecanismo que leva alguém a comer compulsivamente pode alicerçar outros vícios, igualmente destrutivos. Mas se ex-gordos, ex-alcoólatras, ex-fumantes, ex-sei-lá-o-quê conseguiram domesticar o monstrinho do vício, por que você não conseguirá? Tenho ou não razão de chamar isso de guerra?

Senhoras e senhores, assumam: é difícil, mas não é impossível. Se a dificuldade for muito grande, faça uma terapia. Com certeza, você descobrirá qual o significado que está emprestando à comida por precisar comer tanto.

Está na hora de você aprender a dizer NÃO à comida em excesso. Está na hora de você aprender a hora certa de parar de comer.

NÃO COMA COM A EMOÇÃO, COMA COM A RAZÃO.

O elefante, o hipopótamo e o rinoceronte são gordos, mal-humorados e vegetarianos.

Nada vira abóbora à meia-noite (nem vira alface no fim de semana).

Qualquer alimento ingerido custa a mesma coisa a qualquer hora do dia. Um pão não tem mais calorias à noite do que de manhã. O mesmo vale para os doces, o arroz, o feijão... e para a pobre da abóbora, que, na história, perde o encanto ao soarem as doze badaladas do relógio.

Nada se dá por acaso. Ninguém engorda ou perde peso num passe de mágica. A energia que não é queimada enquanto você dorme será gasta quando seu dia tiver início. Ou seja, quando você começa a se movimentar. E não adianta fazer tudo certinho de segunda a sexta-feira e "cair de boca" aos sábados e domingos. A "recompensa" será uma só: a recuperação dos gramas perdidos ao longo da semana.

É claro que existem alimentos mais e menos saudáveis. É claro que as gorduras trans (ou hidrogenadas, saturadas) e certos tipos de açúcar de absorção muito rápida podem, a longo ou médio prazo, causar problemas à sua saúde se forem ingeridos em excesso (veja bem: EM EXCESSO). A diferença fundamental é o ponto de vista que eu defendo: QUALQUER COISA, EM EXCESSO, FAZ MAL.

Converse com seu médico de confiança antes de enlouquecer diante do excesso de informação que um rótulo pode conter. Se for necessário, ele o encaminhará a um nutrólogo ou nutricionista para esclarecimentos mais detalhados sobre o que você deve comer e o que deve evitar. Eles estudam para isso. Se ainda achar necessário, leia e estude um pouco — ou muito, se quiser — sobre os alimentos e descobrirá que tudo — ou quase tudo — que está presente nas comidas industrializadas e etiquetadas com a lista de ingredientes é encontrado também nos produtos frescos e sem rótulos, ainda que estes sejam mais saudáveis em sua esmagadora maioria.

Por essa lógica, fica fácil deduzir que a maior parte dos alimentos saudáveis não precisa de rótulo.

E pode ter certeza também de uma coisa: se alguma fábrica de alimentos industrializados estiver tentando matar você, nós, profissionais da saúde, vamos descobrir e denunciar.

Pense nas coisas que você gosta de comer, aquelas sem as quais você acha que não consegue viver. Depois, veja quantas notas valem esses alimentos e quantas estrelas eles têm.

Antes, porém, cheque se há algum problema no seu metabolismo ou no da sua família. Se houver algo — como diabetes, índices elevados de colesterol ou ácido úrico, doenças do fígado ou dos rins —, procure seu médico para saber os alimentos específicos que devem ser evitados.

Você também pode estar gordo e anêmico — ou você pensa que só quem é magro tem anemia? Por isso, consulte sempre um especialista antes de tomar qualquer decisão — e, especialmente, antes de tomar qualquer medicamento.

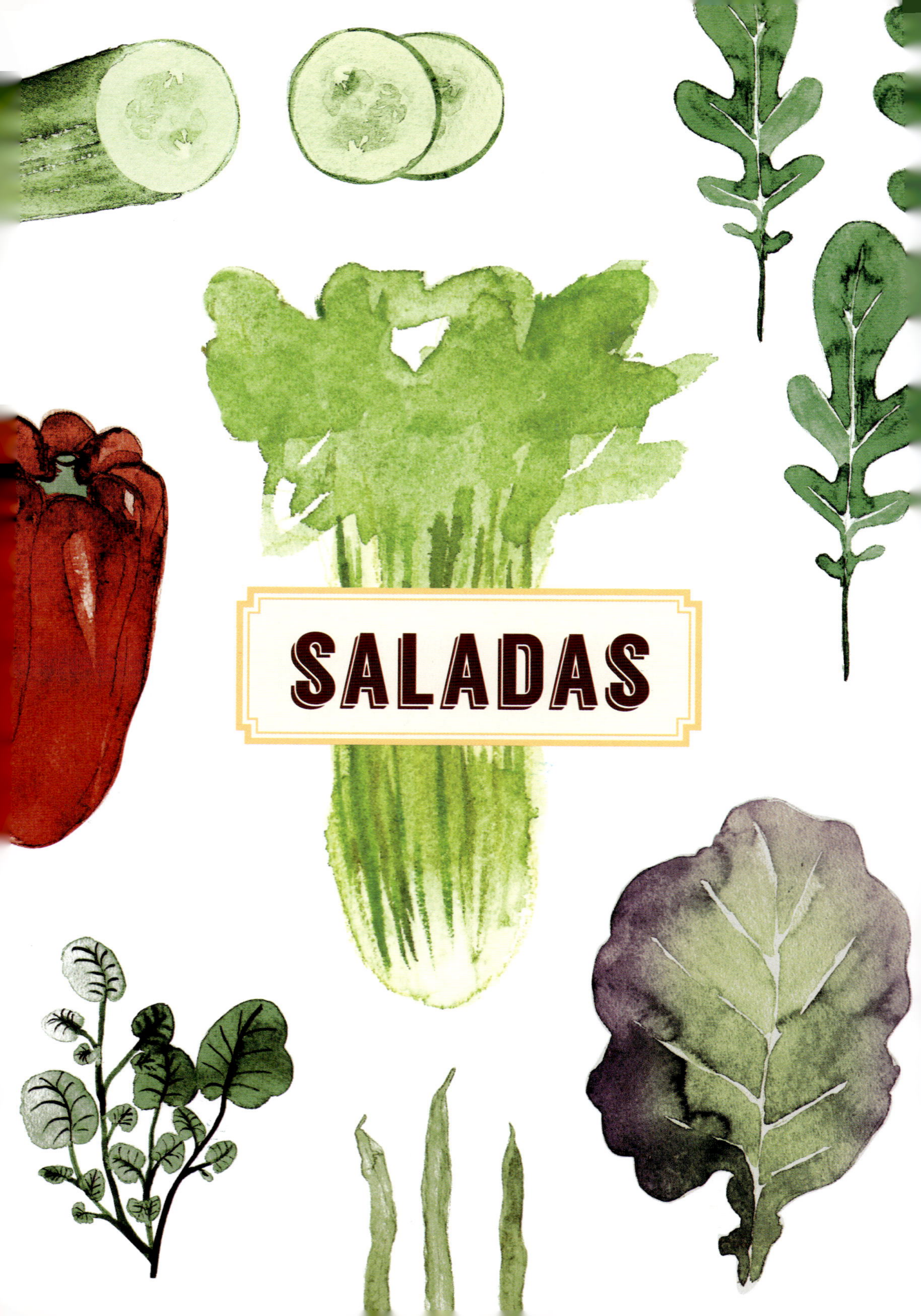
SALADAS

SALADA DE FEIJÃO-BRANCO E CENOURA

¼ de xícara de azeite
1 cebola picada
1 dente de alho
1 cenoura cortada em tiras finas
500 g de feijão-branco cozido
1 tomate sem semente, picado
Salsa a gosto
Sal e pimenta a gosto

Modo de fazer

Frite a cebola e o alho no azeite até dourar, junte o tomate e a cenoura e refogue. Desligue o fogo, junte o feijão e tempere com sal, salsa e pimenta. Sirva frio.

NOTAS 6 porções com 50 notas cada

SALADA DE VERÃO

2 xícaras de melão em bolinhas
250 g de kani kama desfiado
2 cenouras grandes raladas
1 prato fundo com repolho cortado bem fino
6 folhas de alface-americana grandes e com formato de concha
Molho
100 g de cream cheese light ou maionese light
2 colheres de sopa de água
30 g de queijo de minas light

Modo de fazer

Misture o melão, o kani, o repolho e a cenoura e reserve. Prepare o molho: bata no liquidificador o cream cheese ou maionese, a água e o queijo branco. Distribua a salada nas 6 folhas de alface e cubra com o molho.

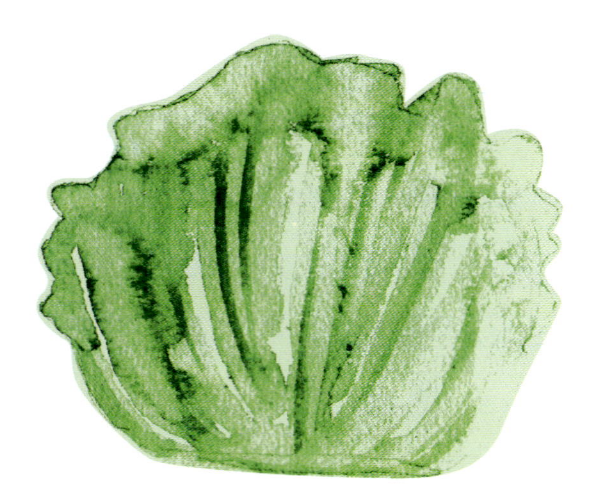

NOTAS 4 porções com 60 notas cada

SALADA DE FRANGO

1 peito de frango grelhado e desfiado
4 colheres de sopa de palmito em conserva picado
4 pepinos em conserva picados
1 tomate sem pele e sem semente picado
1 xícara de repolho cortado bem fininho
2 colheres de sopa de maionese light
1 maçã pequena cortada em cubos
1 talo de aipo picado
4 gotinhas de mostarda amarela
Raspas de limão a gosto
Gotas de limão a gosto
Sal a gosto
Folhas de alface para enfeitar

Modo de fazer

Em uma travessa, disponha as folhas de alface e reserve. Misture todos os ingredientes da salada e coloque por cima da alface.

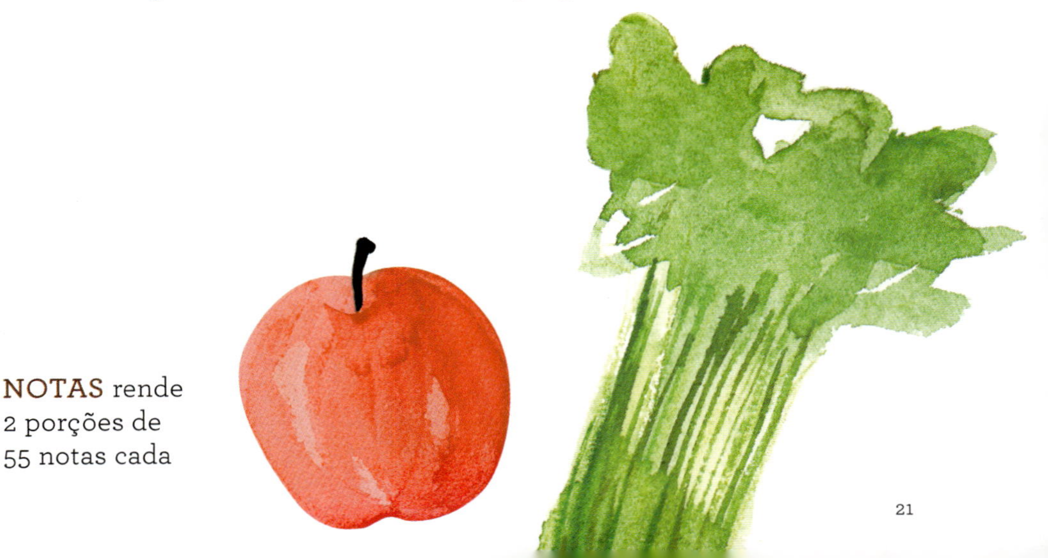

NOTAS rende 2 porções de 55 notas cada

SALADA DE FOLHAS COLORIDAS COM MOLHO ESPECIAL DE MOSTARDA E MEL

½ pé pequeno de alface-americana
1 maço de rúcula
1 maço de agrião (só as folhas)
½ pé de alface roxa
Molho
1 pote de iogurte desnatado
Suco de 1 limão
Raspas da casca do limão
1 dente de alho espremido
1 colher de café de mostarda
1 colher de café de mel
Sal a gosto

Modo de fazer

Lave bem e escorra todas as folhas. Rasgue as folhas da alface-americana e da alface roxa, para que fiquem do mesmo tamanho que o agrião e a rúcula. Reserve. *Molho*: bata todos os ingredientes com um mixer manual. Se quiser, acrescente 2 colheres de sopa de água para ficar mais líquido. Sirva sobre as folhas.

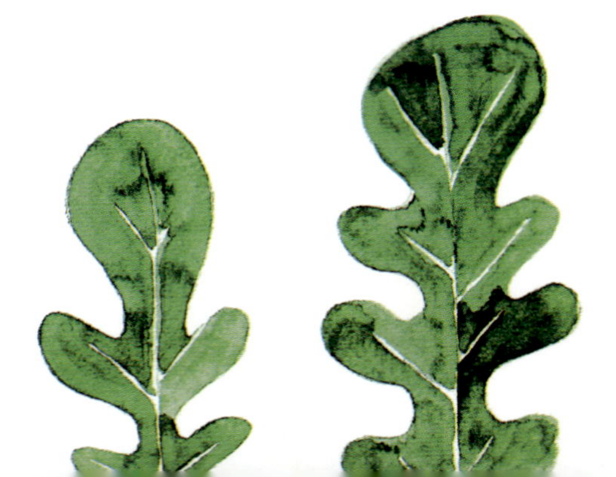

NOTAS
o molho todo tem 40 notas e rende aproximadamente 4 porções

SALADA DE MACARRÃO

300 g de macarrão parafuso
1 cebola
½ cenoura
1 talo de salsão
2 dentes de alho
½ xícara de vinho branco seco
¼ de colher de sopa de tomilho seco
2 tomates sem pele e sem sementes picados em cubos
½ xícara de salsinha picada
Sal a gosto

Modo de fazer

Cozinhe o macarrão em 3 litros de água, com sal a gosto, até ficar al dente. Escorra e reserve. Se achar necessário, coloque 1 colher de chá de azeite, para evitar que o macarrão grude. Porém, se você utilizar macarrão do tipo "grano duro", não precisará de óleo. Pique a cebola, a cenoura, o salsão e o alho em cubinhos e refogue por 3 minutos em uma frigideira antiaderente. Acrescente o vinho e o tomilho e deixe cozinhar em fogo baixo por 5 minutos. Retire e deixe esfriar. Quando todos os ingredientes estiverem frios, faça a montagem da salada, misturando delicadamente os legumes, o macarrão, o tomate e a salsinha. Tempere com sal e sirva.

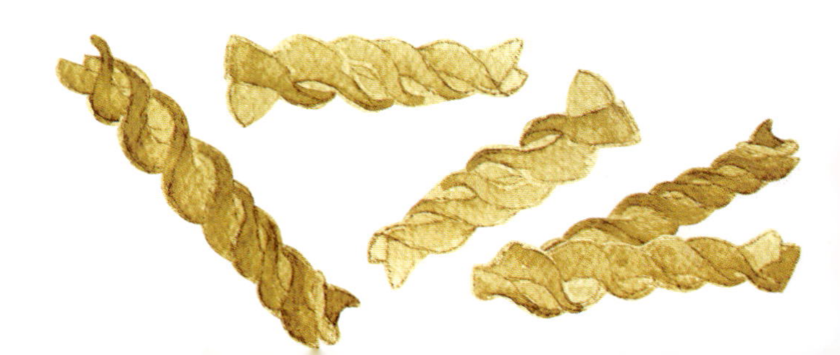

NOTAS 35 notas para cada 2 colheres de sopa

SALADA CALIFÓRNIA

2 colheres de sopa de abacate em cubos
4 kanis picados
Cebolinha picada à vontade
½ pepino (japonês, de preferência) picado
1 colher de chá de gergelim torrado
1 colher de sopa rasa de maionese light

Modo de fazer

Junte o abacate, o kani e o pepino em uma travessa. Acrescente a cebolinha picada. Junte a maionese com o gergelim e cubra a salada.

NOTAS 1 porção com 70 notas

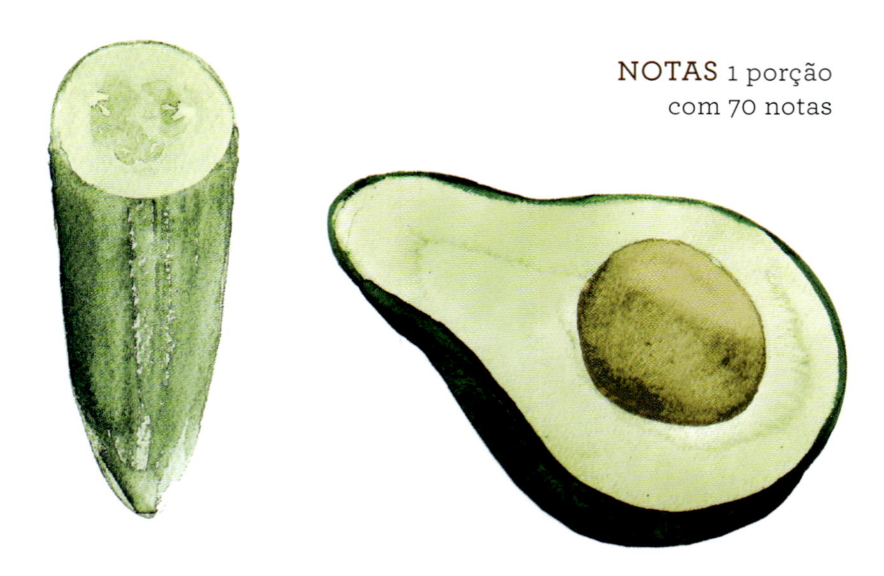

SALADA DE ROSBIFE HÚNGARO

3 batatinhas pequenas
3 folhas de alface
½ beterraba
3 fatias de rosbife
Mostarda a gosto
½ colher de sopa de azeite

Modo de fazer

Cozinhe as batatinhas e a beterraba. Descasque-as e então corte-as em cubinhos. Misture bem com o azeite até formar um purê e recheie as 3 fatias de rosbife. Arrume as folhas de alface em uma travessa e cubra com o rosbife recheado. Tempere com a mostarda e o azeite.

NOTAS 1 porção
com 110 notas

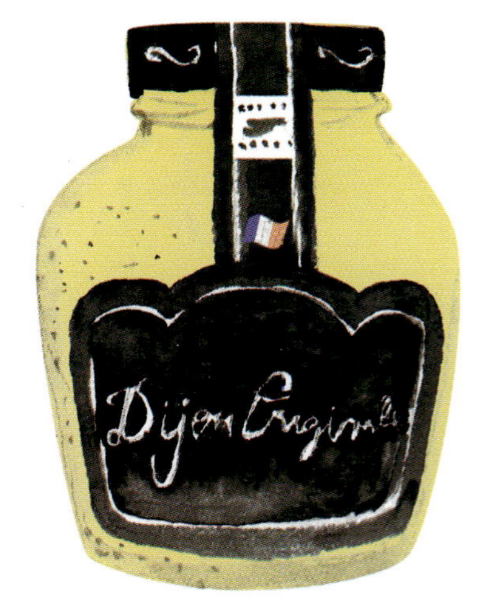

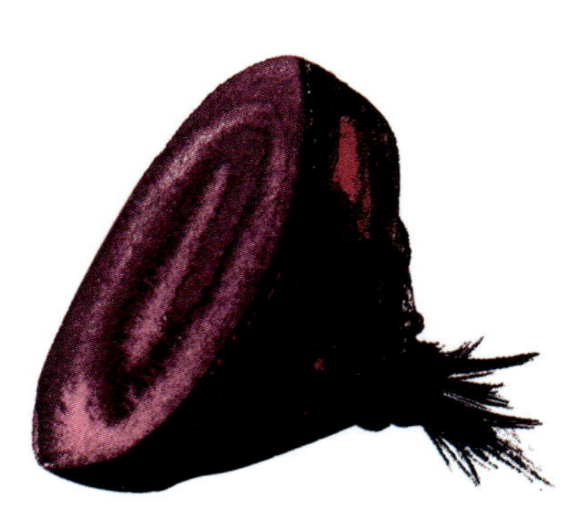

SALADA ITALIANA

20 g de pão francês em cubos
1 tomate
¼ de pimentão vermelho em tiras
30 g de muçarela em cubinhos
½ colher de sopa de manjericão
1 colher de sopa de azeite
½ dente de alho amassado
Sal, vinagre e orégano a gosto

Modo de fazer

Corte o pão francês em cubos pequenos e tempere com um pouco de azeite, sal e orégano. Asse os cubos de pão até que fiquem torrados e crocantes. Deixe esfriar. Misture à parte o tomate, o pimentão, a muçarela e o manjericão. Depois, prepare o molho: misture o azeite, o vinagre, o alho e tempere a salada; ao final, junte o pão torrado e tempere com sal a gosto.

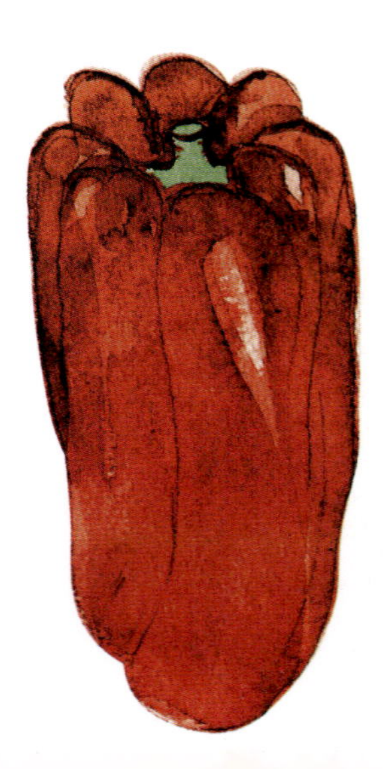

NOTAS 1 porção com 130 notas

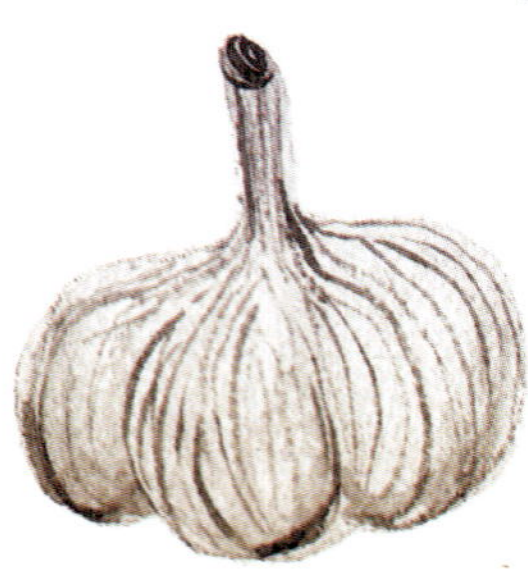

SALADA DE CARNE

100 g de lagarto cozido
1 cebola
1 cenoura cortada em tiras finas
Sal
Pimenta-do-reino
1 colher de sopa de azeite
Mostarda a gosto
Vinagre a gosto
1 prato fundo de folhas de rúcula
1 prato fundo de folhas de alface
1 fatia grande de manga bem firme, cortada em tiras médias

Modo de fazer

Depois de cozinhar o lagarto, deixe a carne esfriar e desfie em tiras bem finas. Refogue essa carne com uma cebola cortada em rodelas, o azeite, o sal e o vinagre. Deixe esfriar e misture a cenoura e a manga. Tempere com pimenta-do-reino e deixe na geladeira por 1 hora. Na hora de servir, faça uma cama com a alface e a rúcula e cubra com a salada.

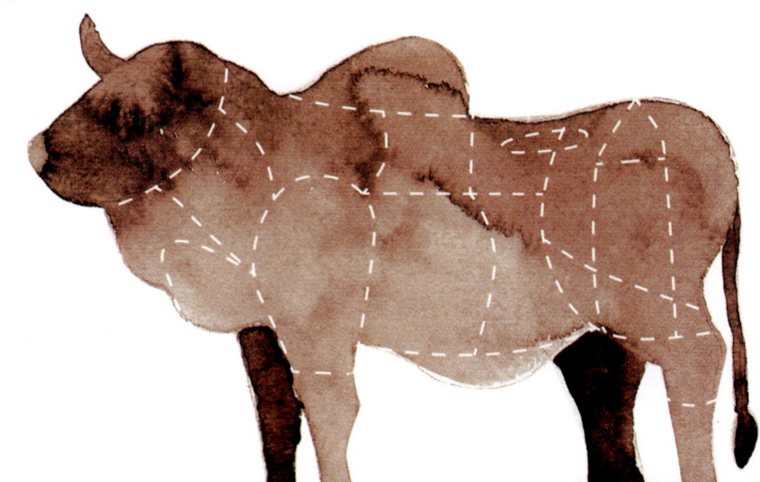

NOTAS 1 porção com 115 notas

SALADA DE CENOURA COM FRUTAS

1 cenoura pequena crua ralada
½ maçã fatiada
½ laranja picada
1 colher de sopa de uva-passa
1 colher de sopa de coco ralado

Modo de fazer

Misture todos os ingredientes e tempere com sal e vinagre balsâmico, de preferência.

NOTAS rende
1 porção com
95 notas

SALADA DE QUEIJO DE CABRA COM NOZES

2 bolinhas de queijo de cabra tipo boursin
2 colheres de sopa de macarrão tipo gravatinha já cozido
2 unidades de nozes picadas
½ pera verde e bem firme, cortada em fatias finas
½ xícara de folhas de agrião já limpas
1 colher de sopa de azeite
Sal e pimenta-do-reino ou pimenta rosa a gosto

Modo de fazer

Misture os ingredientes e tempere a gosto.

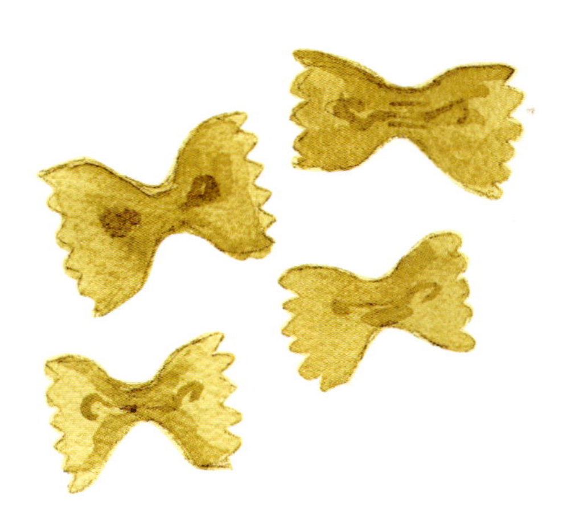

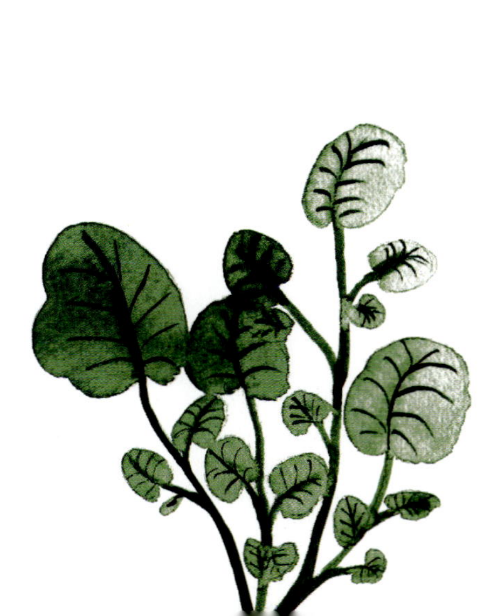

NOTAS rende 1 porção
com 135 notas

CEVICHE PERUANO

100 g de filé de namorado
½ colher de café de gengibre ralado
2 colheres de sopa de milho-verde cozido
1 colher de chá de salsa picada
1 colher de chá de suco de limão-siciliano
Raspas de limão-siciliano a gosto
1 colher de sopa de azeite
¼ de cebola roxa pequena cortada em fatias bem finas
Sal e pimenta-do-reino a gosto

Modo de fazer

Corte o filé de peixe em tiras finas. Tempere com gengibre, sal, limão e pimenta-do-reino. Adicione as raspas de limão e o milho cozido e, por fim, a salsa, a cebola e o azeite. Mexa muito bem e sirva em seguida.

NOTAS rende 4 porções
com 80 notas cada

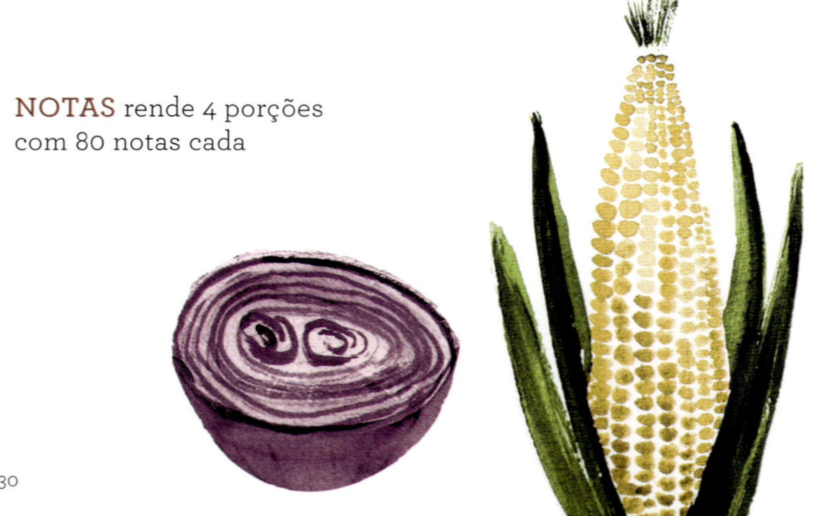

SALADA DE BACALHAU

1 posta pequena de lombo de bacalhau já dessalgado
2 colheres de sopa de grão-de-bico cozido
1 colher de sopa de azeite
1 colher de sopa de coentro
Cominho, sal e pimenta-do-reino a gosto
Folhas de rúcula para enfeitar
1 colher de sopa de suco de limão
1 colher de sopa de cebola cortada em cubos pequenos

Modo de fazer

Cozinhe o bacalhau em água fervente. Quando estiver macio, retire, deixe esfriar e desfie, cuidando para retirar eventuais restos de espinhas. Misture o grão-de-bico com o coentro, o azeite, o sal, o cominho, a pimenta e a cebola. Junte o bacalhau e, por último, acrescente o limão. Coloque a salada no centro de um prato e, ao redor, espalhe as folhas de rúcula já limpas.

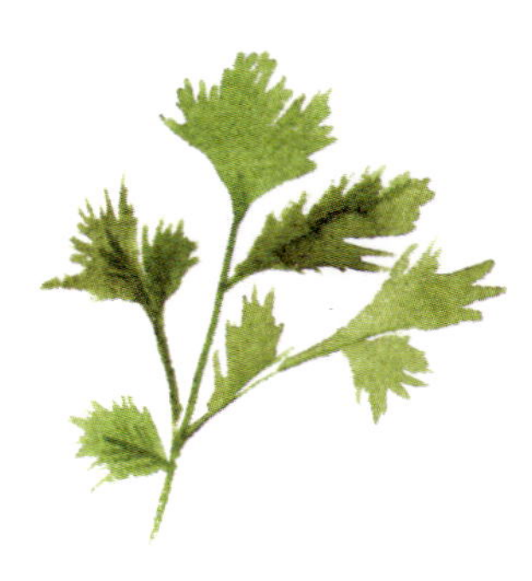

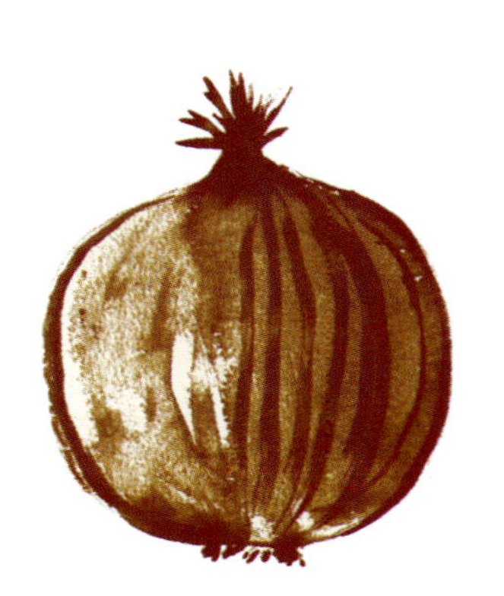

NOTAS 1 porção com 110 notas

SALADA DE MAÇÃ E AIPO

½ maçã verde média, bem firme
½ maçã vermelha (tipo argentina) média, bem firme
1 bastão médio de aipo (salsão) sem as folhas (somente o talo)
2 cerejas em calda
1 colher de sopa de maionese light
2 nozes picadas para enfeitar

Modo de fazer

Retire o miolo das maçãs e corte em cubos, mantendo as cascas. Corte o aipo em tiras bem finas. Corte as cerejas em 4 partes e então misture todos os ingredientes, salpicando as nozes por cima.

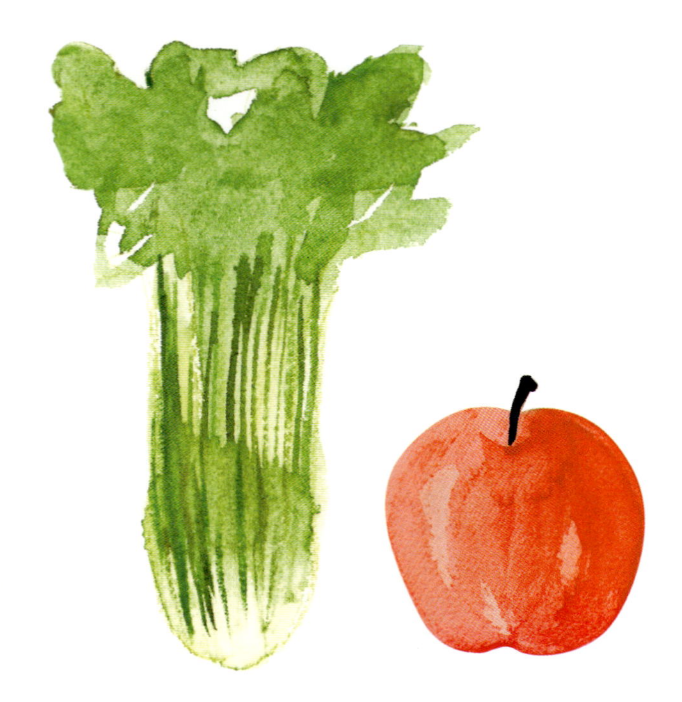

NOTAS 1 porção com 100 notas

SALADA DE CAMARÃO

8 camarões médios cozidos
1 prato cheio de folhas de endívias
1 tomate firme, sem sementes
¼ de cebola roxa
1 colher de sopa de azeite
½ talo de aipo
1 colher de chá de salsa
1 colher de sopa de suco de limão
Sal e pimenta-do-reino a gosto

Modo de fazer

Cozinhe os camarões em água fervente por 3 minutos e reserve. Corte os tomates, o aipo e a cebola em cubos pequenos. Misture todos os ingredientes e tempere com o sal, a pimenta, o azeite e o suco de limão. Coloque a salada no centro de um prato e decore com as folhas de endívia.

NOTAS 1 porção
com 75 notas

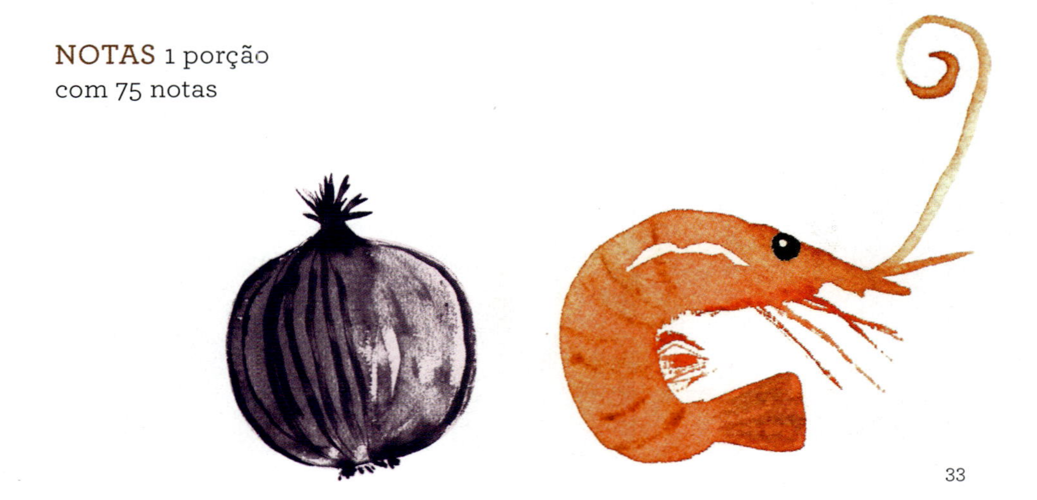

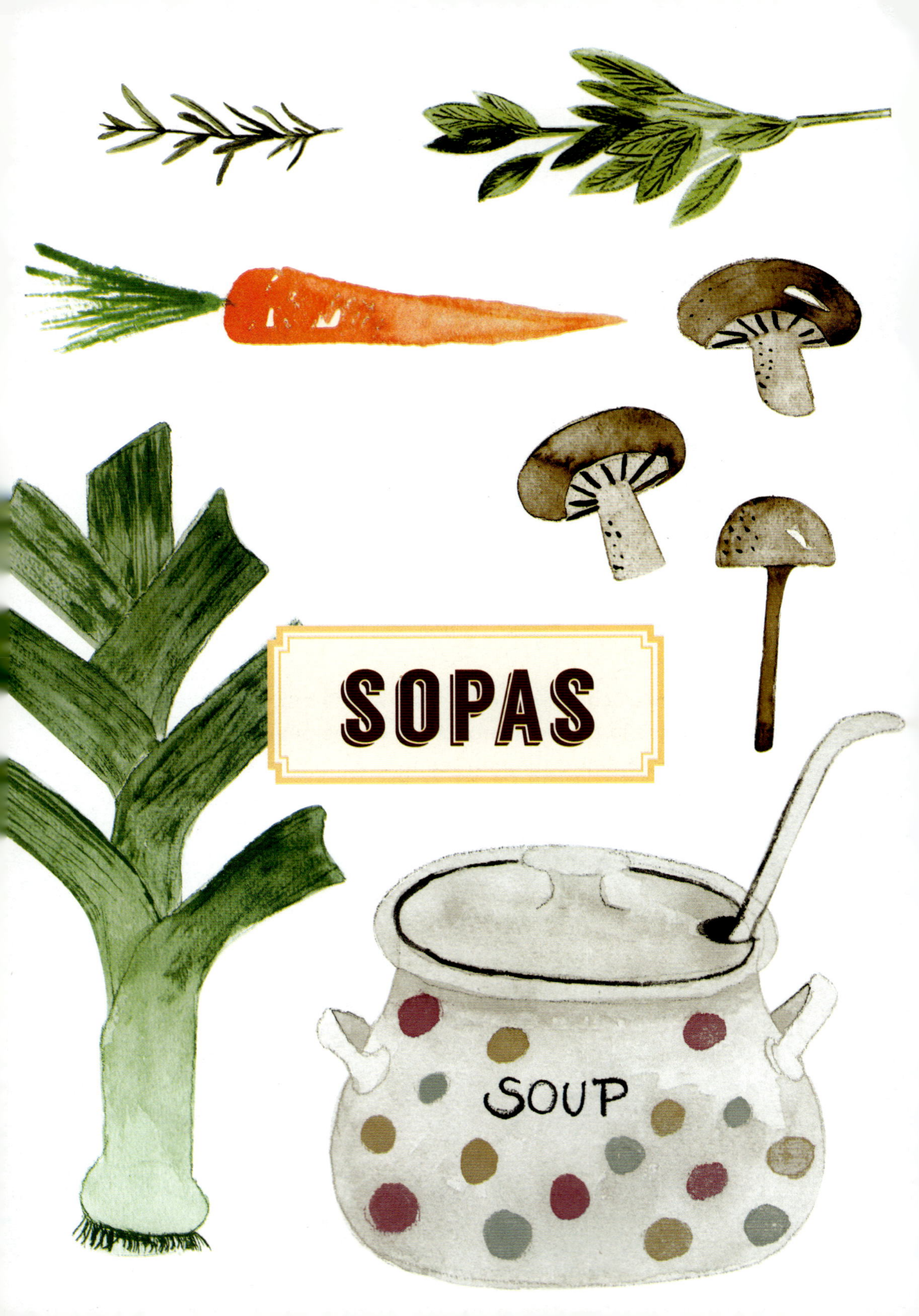
SOPAS
SOUP

SOPA CREME DE PALMITO

4 copos (300 ml) de palmitos cortados em pedaços
2 copos de leite desnatado
2 colheres de sobremesa de maisena
4 cebolas médias cortadas finas
2 colheres de sobremesa de margarina light
1 xícara de alho-poró picado
1 tablete de caldo de galinha sem gordura, dissolvido
em 4 copos de água
1 pitada de pimenta-do-reino
1 maço de salsão
Sal a gosto
Cebolinha picada para enfeitar

Modo de fazer

Refogue o salsão picado, o sal, a pimenta e a cebola em um pouco de água, até ficar macio. Adicione o palmito, o caldo de galinha, o alho-poró e ferva lentamente. Dissolva a maisena no leite e engrosse a sopa. Junte a margarina. Sirva quente, enfeitada com a cebolinha.

NOTAS rende 4 porções
de 70 notas cada

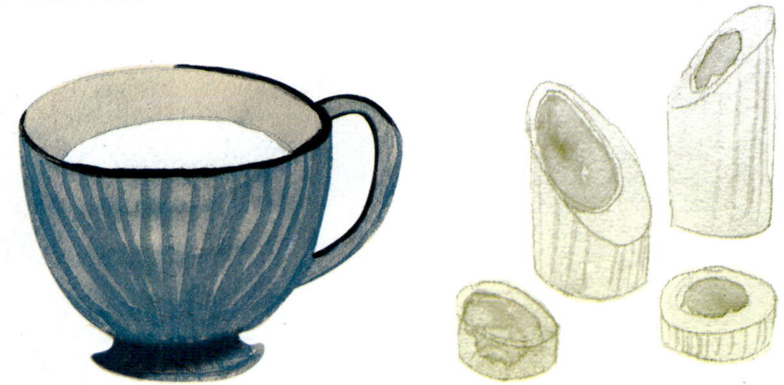

SOPA DE AGRIÃO

1 maço de agrião picado
1 colher de sopa de cebola ralada
4 xícaras de chá de leite desnatado
1 colher de sopa de maisena
2 bolinhas pequenas de queijo de cabra

Modo de fazer

Em uma panela, dissolva a maisena em uma parte do leite e leve ao fogo. Acrescente o restante do leite, mexendo sempre. Adicione a cebola e deixe engrossar. Tire do fogo, acrescente o agrião picado e verifique o sal, adicionando mais se necessário. Na hora de servir, pique uma bolinha de queijo de cabra em cada prato e decore com alguns ramos de agrião.

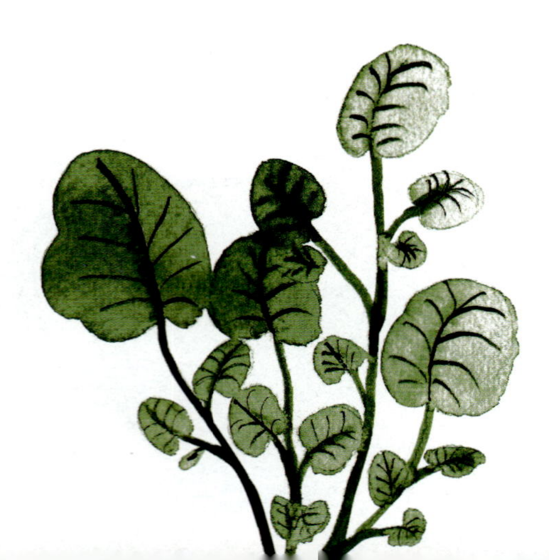

NOTAS 2 porções
com 45 notas

SOPA FRIA DE CENOURA COM GENGIBRE

4 cenouras grandes
1 cebola pequena
1 talo de aipo picado
1 colher de sopa de gengibre picado
⅓ de xícara de iogurte desnatado
Sal e pimenta-do-reino a gosto
3 colheres de sopa de cebolinha picada para enfeitar

Modo de fazer

Em uma panela, coloque as cenouras picadas, a cebola, o aipo, o gengibre e os temperos (sal e pimenta-do-reino) a gosto. Cubra com água, espere levantar fervura e deixe cozinhar até que os legumes fiquem macios. Retire o conteúdo da panela e coe os legumes, reservando o caldo. Coloque os legumes no liquidificador, acrescente o gengibre, o iogurte e ½ xícara do caldo e deixe batendo até que fique um creme espesso. Se achar necessário, vá acrescentando um pouco mais do caldo do cozimento, sempre às colheradas, até que a sopa fique com a consistência desejada. Leve à geladeira para esfriar e sirva enfeitado com a cebolinha picada.

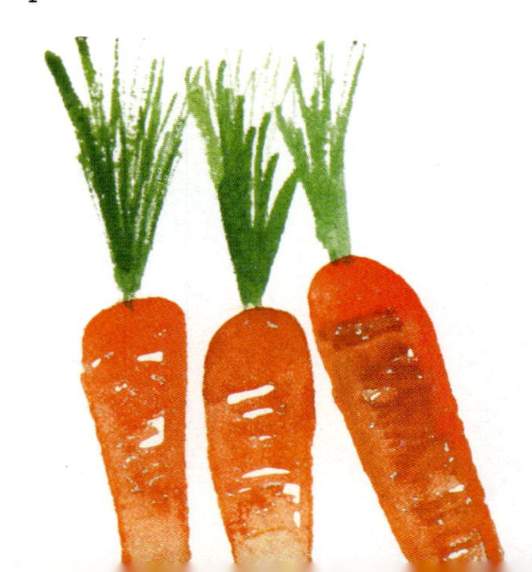

NOTAS rende 3 porções
com 80 notas cada

CALDO VERDE LIGHT

100 g de músculo em pedaços
2 cebolas
2 dentes de alho
4 batatas médias
1 chuchu
1 maço de salsa e cebolinha
3 xícaras de água
1 colher de sopa de azeite
Couve cortada em tiras finas, à vontade
100 g de tofu defumado picado
Cheiro-verde a gosto

Modo de fazer

Refogue o músculo com a cebola, a água, a batata, o chuchu, o tofu, a salsa e a cebolinha. Cozinhe por 40 minutos em fogo baixo. Tire o cheiro-verde, o músculo e o tofu e bata o resto no liquidificador. Refogue o alho no azeite e junte a couve. Despeje o caldo batido no liquidificador em uma panela, junte a couve refogada, o músculo e o tofu e cozinhe por mais uns 5 minutos.

NOTAS
5 porções de 75 notas cada. Se quiser, acrescente 2 salsichas de frango picadas na hora de ferver, junto com a couve. Cada porção passa a ter 85 notas

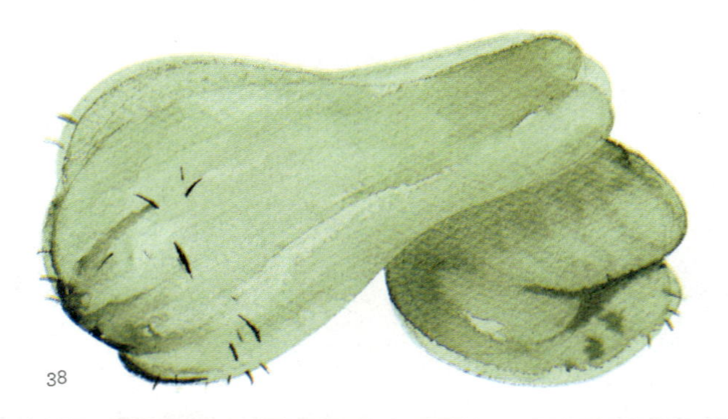

SOPA ZERO NOTAS

1 chuchu picado
1 maço de agrião picado
2 talos de aipo picados
1 cebola picada
½ maço de rúcula picado
1 xícara de repolho picado
Sal a gosto

Modo de fazer

Cozinhe todos os ingredientes e bata no liquidificador junto com a água do cozimento. Essa sopa tem 0 notas e é ideal para aplacar a fome. Antes das refeições, tome um prato cheio, bem quentinho.

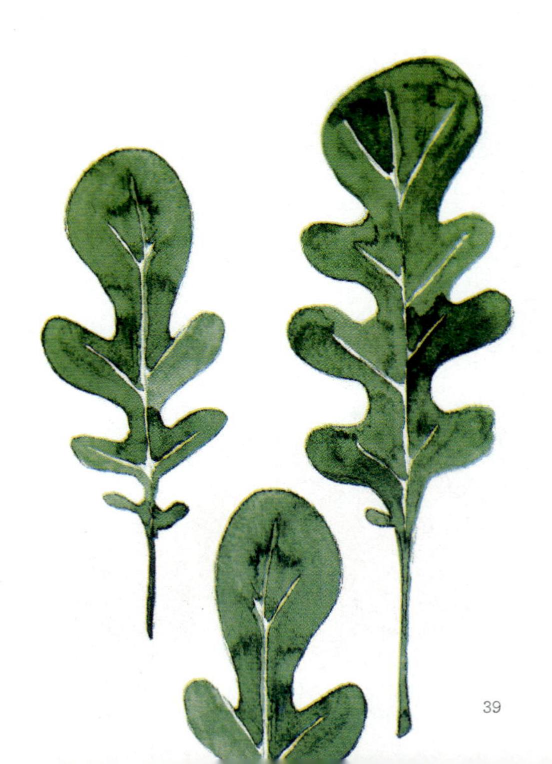

SOPA FRIA DE TOMATE

1 colher de sobremesa de azeite
½ cebola picada
1 dente de alho picado
3 tomates médios maduros picados (sem pele e sem semente)
200 ml de água fervente
1 colher de sobremesa de purê de tomate
1 colher de chá de tomilho fresco (ou seco)
1 pitada de açúcar mascavo
½ pote de iogurte natural desnatado
Sal a gosto

Modo de fazer

Em uma panela, aqueça o azeite e refogue a cebola e o alho. Junte os outros ingredientes (exceto o iogurte) e deixe ferver por 20 minutos em fogo baixo. Deixe esfriar e bata no liquidificador. Sirva com o iogurte.

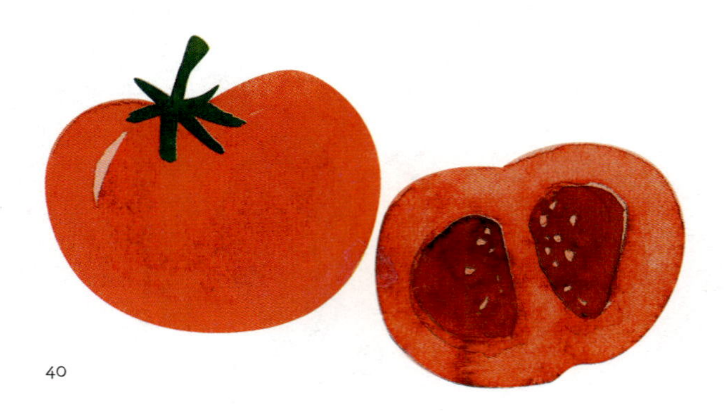

NOTAS rende 2 porções de 40 notas cada

CANJA DA VOVÓ

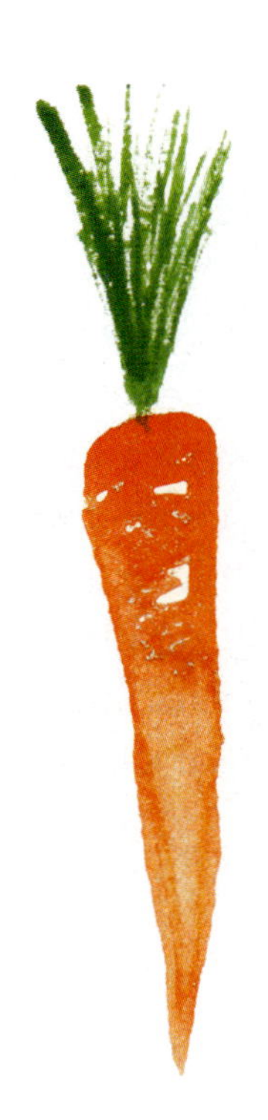

1 peito de frango desossado
2 colheres de sopa de azeite
6 dentes de alho amassados
3 litros de água
3 tabletes de caldo de frango sem gordura
1 talo de salsão
1 tomate picado, sem pele
2 cenouras em cubos pequenos
2 batatas em cubos pequenos
½ xícara de arroz cru
Salsinha para polvilhar
Sal a gosto

Modo de fazer

Em uma panela de pressão, coloque o azeite e frite o alho. Quando dourado, despeje sobre ele 2 litros de água fervendo e acrescente os caldos, o peito de frango, o salsão, o tomate, a cenoura e a batata. Tampe a panela e deixe cozinhar por 15 minutos. Abra a panela, retire o salsão, desfie o frango e volte para a panela; acrescente o outro litro de água, o arroz e deixe cozinhar em fogo brando até o arroz ficar macio. Salpique a salsinha picada na hora de servir.

NOTAS
6 porções com
70 notas cada

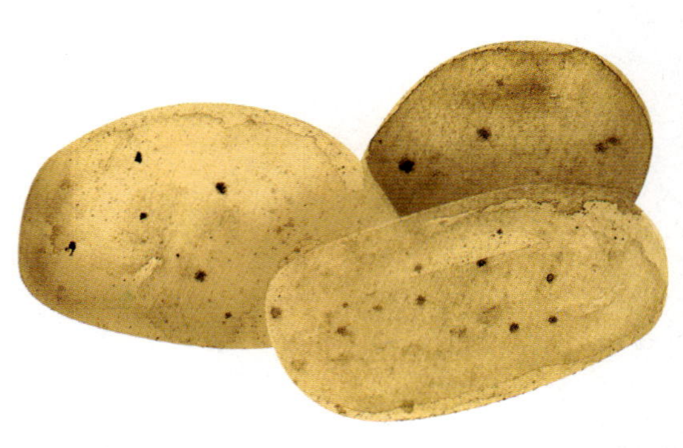

CREME DE ABÓBORA COM GENGIBRE

1 colher de sopa de azeite extravirgem
1 cebola média picada
4 xícaras de abóbora sem casca em pedaços
1 colher de café de raspas de gengibre
1 litro de água
1 pitada de orégano
Salsinha picada a gosto
Sal a gosto

Modo de fazer

Aqueça o azeite, refogue a cebola e, em seguida, a abóbora. Junte o gengibre, o sal e a água. Cozinhe até desmanchar. Espere amornar e bata no liquidificador. Volte a aquecer com o orégano e sirva com a salsinha.

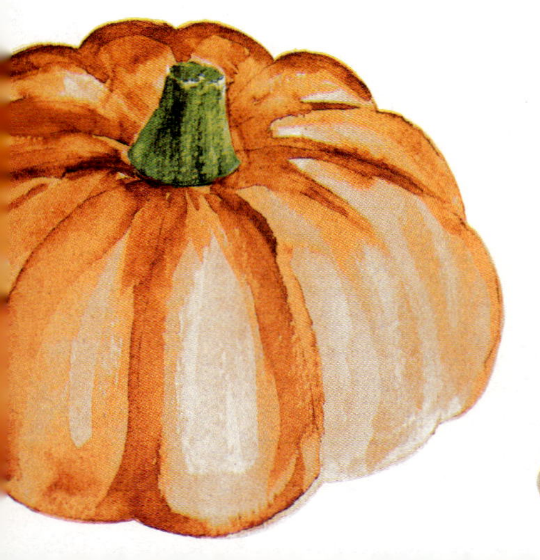

NOTAS rende 3 porções de 100 notas cada

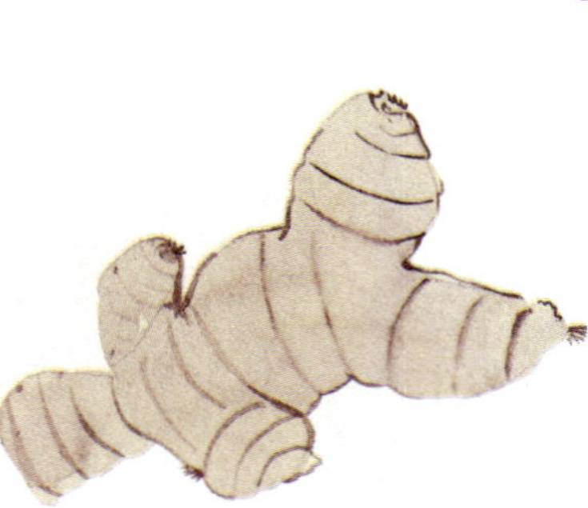

SOPA CREMOSA DE BRÓCOLIS

4 xícaras de brócolis picados (buquês, folhas e talo)
½ xícara de alho-poró picado
½ xícara de cebola picada
1 tablete de caldo de galinha sem gordura dissolvido
em 2 xícaras de água
2 xícaras de leite desnatado
2 colheres de sopa de maisena
4 colheres de sopa cheias de cottage
Sal a gosto

Modo de fazer

Em uma panela, coloque os vegetais e o caldo de galinha dissolvido. Cubra e deixe cozinhar em fogo baixo. À parte, misture o leite e a maisena e então os acrescente à sopa. Deixe cozinhando até que fique com um caldo bem espesso e então bata no liquidificador, acrescentando as 4 colheres de sopa de cottage. Sirva quente.

NOTAS rende 4
porções com 45 notas

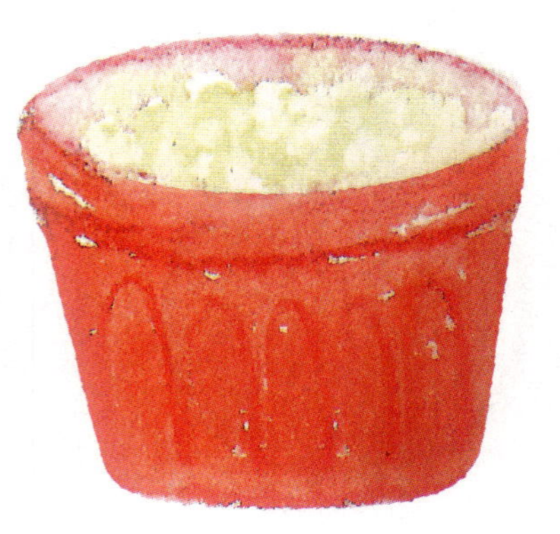

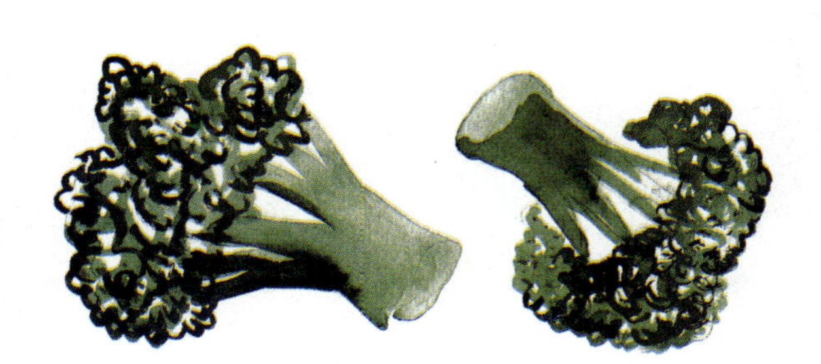

SOPA DE ESPINAFRE

1 maço de espinafre (somente as folhas)
2 colheres de sopa de farinha de trigo
1 colher de sopa de azeite de oliva extravirgem
1 cebola média finamente picada
500 ml de leite desnatado
Sal a gosto

Modo de fazer

Higienize as folhas de espinafre e leve-as ao fogo com um pouco de água até ficarem macias. Retire e coloque em uma peneira, espremendo bem para retirar o excesso de água. Pique as folhas escorridas e reserve. À parte, em uma panela, doure a cebola no azeite de oliva. Misture o leite e a farinha até que esta esteja bem dissolvida e derrame sobre a cebola. Mexa delicadamente e acrescente o espinafre.

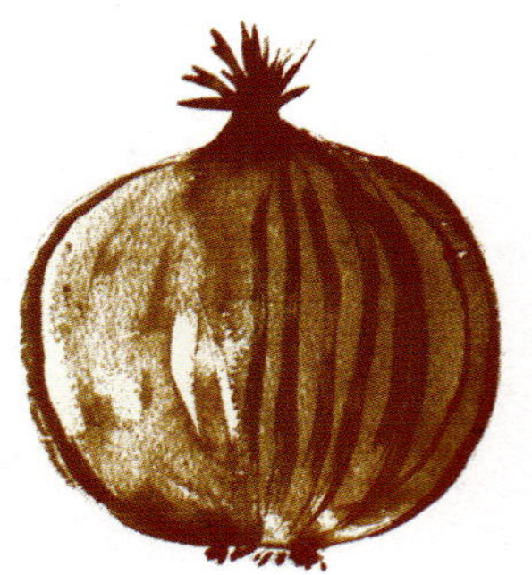

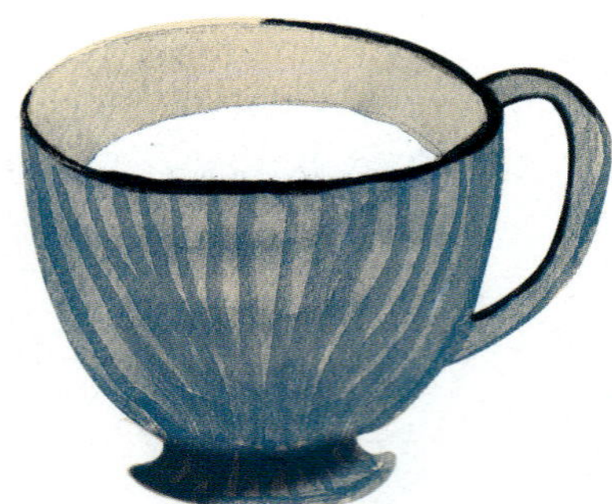

NOTAS rende 4 porções com 35 notas

SOPA DE LEGUMES

1 tomate sem pele e sementes cortado em pedaços
1 nabo médio cortado em cubos
½ repolho pequeno cortado em tiras grossas
1 cebola grande cortada em cubos
2 cenouras médias cortadas em rodelas grossas
2 batatas grandes cortadas em cubos
8 vagens grandes cortadas em cubos
3 xícaras de agrião
1 colher de sopa de azeite extravirgem
500 ml de água
1 tablete de caldo de galinha sem gordura
Sal a gosto

Modo de fazer

Refogue a cebola no azeite extravirgem até dourar. Acrescente o tomate, refogue mais um pouco e junte o caldo de galinha dissolvido em 500 ml de água. Coloque todos os demais ingredientes e deixe cozinhar.

NOTAS cada prato fundo possui 20 notas

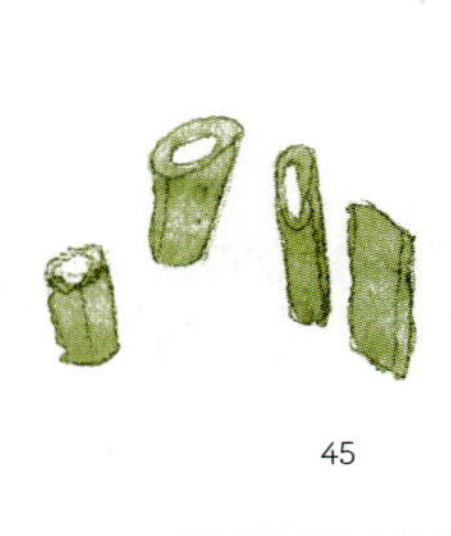

SOPA DE CEBOLA

1 dente de alho
4 cebolas médias cortadas em rodelas (se preferir, corte as rodelas ao meio)
1 colher de sopa de manteiga
1 tablete de caldo de carne sem gordura
2 xícaras de água fervente
1 colher de sopa de farinha de trigo
½ lata de creme de leite light sem soro
2 colheres de sopa de requeijão light
Sal a gosto

Modo de fazer

Em uma panela, refogue o alho e a cebola na manteiga. Dissolva o caldo de carne em 1 xícara de água fervente, acrescente a farinha e misture bem. Derrame essa mistura na panela e mexa para incorporar. Acrescente o restante da água e deixe ferver. Abaixe o fogo e junte o requeijão. Por fim, adicione o creme de leite e misture bem para incorporar. Acrescente sal se achar necessário. Sirva acompanhado de torradas.

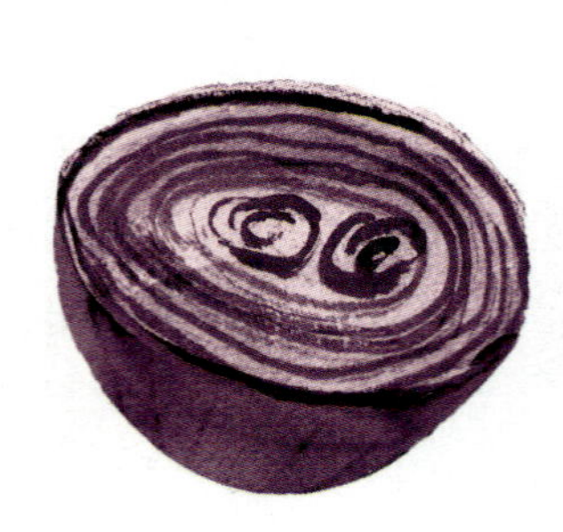

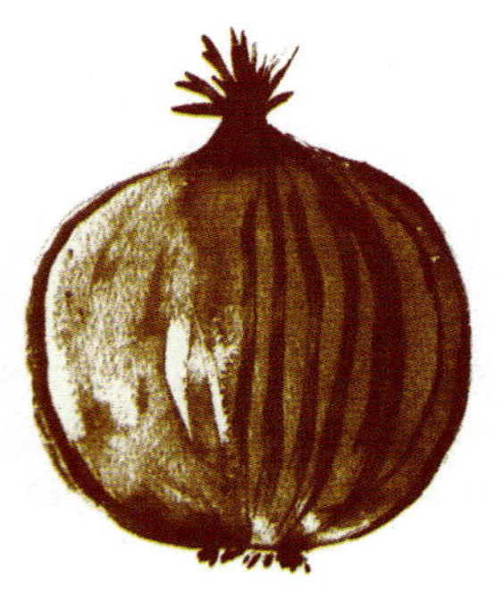

NOTAS rende 4 porções de 50 notas

CREME DE ABÓBORA COM QUEIJO COTTAGE

½ kg de abóbora madura cortada em cubos
600 ml de água filtrada
1 cebola média picada
6 colheres de sopa de queijo cottage
1 colher de sopa cheia de requeijão light
Sal a gosto
Salsinha picada para enfeitar
1 colher de sopa rasa de azeite

Modo de fazer

Cozinhe a abóbora em 600 ml de água filtrada e 1 colher de chá de sal, até ficar macia. À parte, refogue a cebola em uma frigideira, com 1 colher de chá de azeite, e então acrescente a abóbora e refogue mais um pouco. Vá acrescentando, aos poucos, 1 xícara da água do cozimento e deixe refogando por 2 ou 3 minutos. Retire do fogo e bata no liquidificador, junto com o cottage, o requeijão e o azeite. Devolva a sopa à panela e acrescente o sal, provando até sentir que está no sabor desejado. Sirva enfeitado com a salsinha picada.

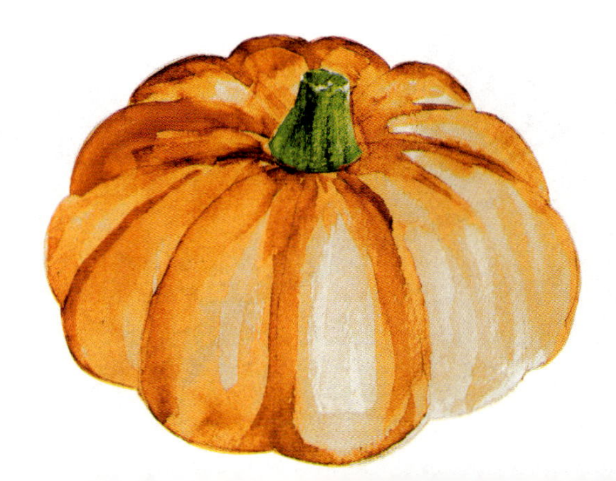

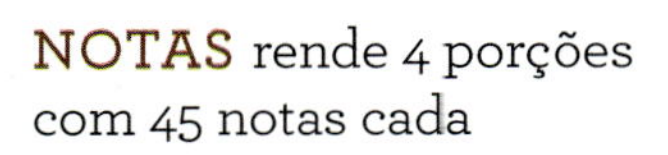

NOTAS rende 4 porções
com 45 notas cada

SOPA CREMOSA DE COGUMELOS

100 g de cogumelos shimeji
100 g de cogumelos shiitake
1 cebola média picada
2 xícaras de caldo de carne sem gordura
2 colheres de sopa de salsa e cebolinha picadas
1 talo de alho-poró
1 batata pequena cortada em cubos
2 colheres de sopa de leite em pó desnatado
1 colher de sopa rasa de maisena
Sal e pimenta-do-reino a gosto

Modo de fazer

Em uma panela, coloque o caldo de carne, os cogumelos, a cebola, a salsa e a cebolinha, o alho-poró e a batata. Deixe cozinhar até que estejam macios. Esfrie ligeiramente. Coloque tudo no liquidificador e bata com o leite em pó e a maisena. Volte tudo para a panela e cozinhe até ferver, mexendo sempre. Ao ferver, espere mais 1 ou 2 minutos. Acerte os temperos e sirva.

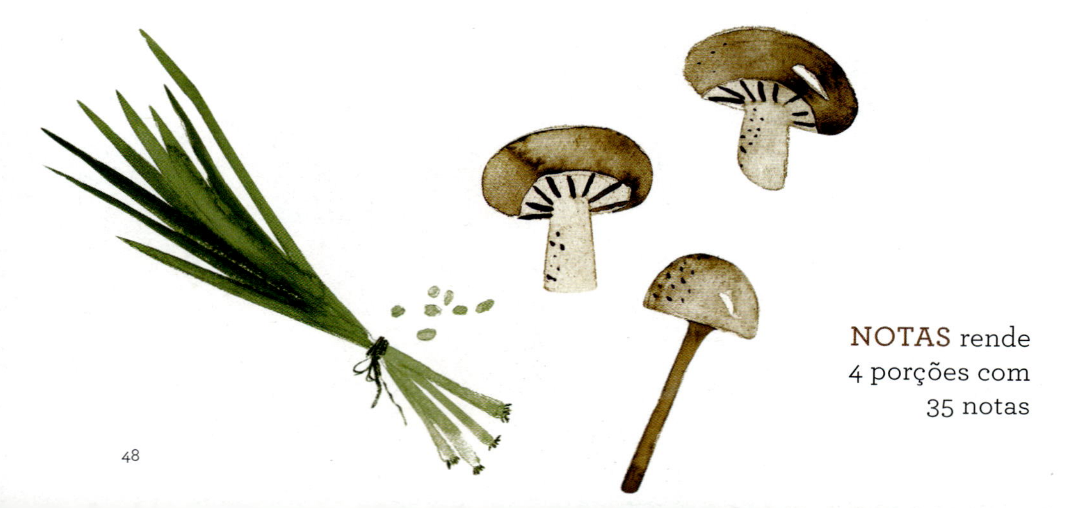

NOTAS rende 4 porções com 35 notas

VICHYSSOISE

2 xícaras de caldo de frango sem gordura
1 maço grande de alho-poró
300 g de batatas cortadas em cubos
300 g de cenoura cortada em cubos
1 cebola média cortada em rodelas finas
1 ramo de cheiro-verde amarrado
1 colher de sopa de azeite extravirgem
½ xícara de creme de leite light
Sal e pimenta a gosto

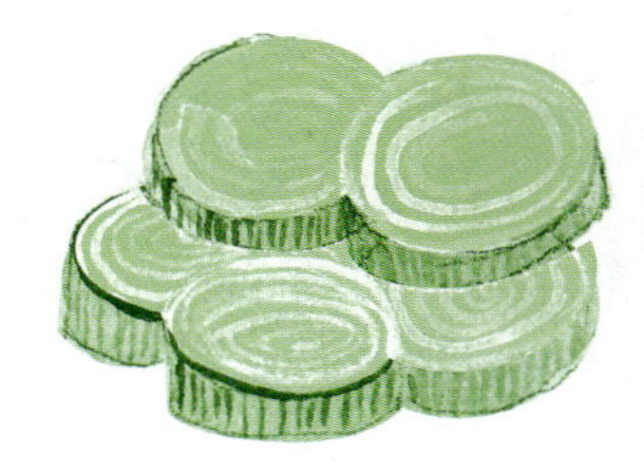

Modo de fazer

Separe a parte verde dos talos do alho-poró e coloque para cozinhar no caldo de frango, junto com o ramo de cheiro-verde. Assim que levantar fervura, deixe cozinhando em fogo baixo por cerca de 10 minutos. Com uma escumadeira, retire o alho-poró e o cheiro-verde do caldo e coloque fora. Desligue o fogo e mantenha o caldo na panela. Corte a parte branca do alho-poró em fatias finas e refogue-as em uma frigideira junto com o azeite e a cebola, até que fiquem levemente douradas. Coloque essa mistura na panela onde está o caldo, volte a ligar o fogo e então acrescente as batatas e as cenouras picadas. Ferva por aproximadamente 20 minutos ou até que tudo esteja macio, mas firme. Junte o creme de leite, misture delicadamente por cerca de 3 minutos e tire do fogo. Deixe amornar e então bata no processador ou no liquidificador. Tempere com sal e pimenta. Leve à geladeira e sirva fria, enfeitada com raminhos de cheiro-verde. Esta sopa também pode ser servida quente.

NOTAS rende 4 porções
com 45 notas cada

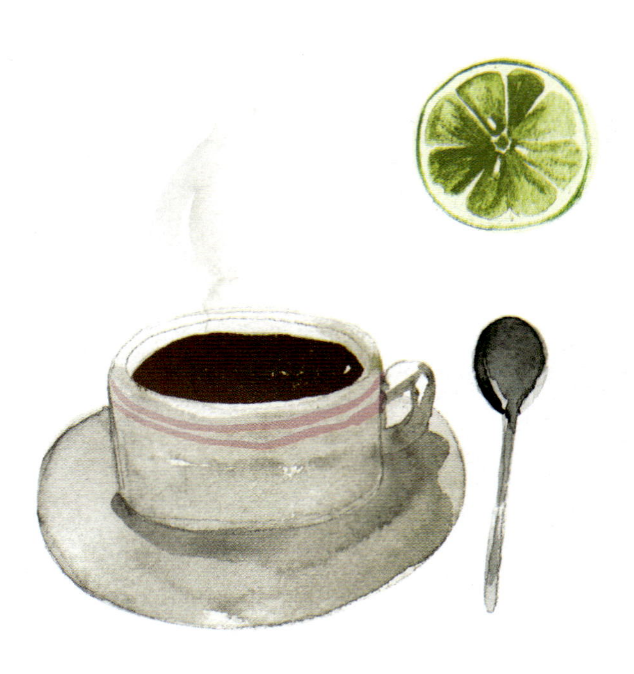

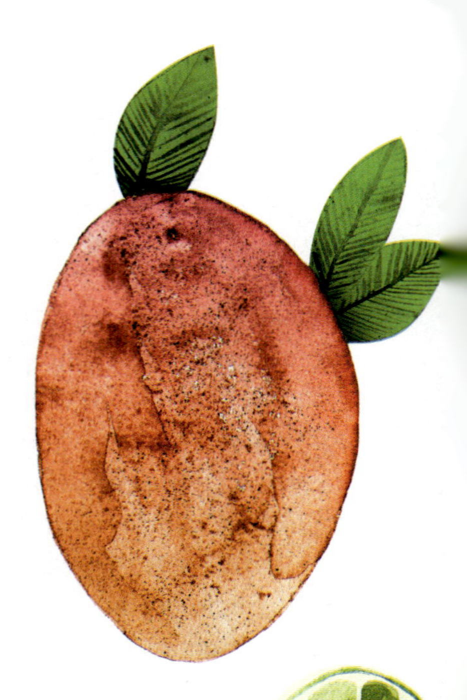

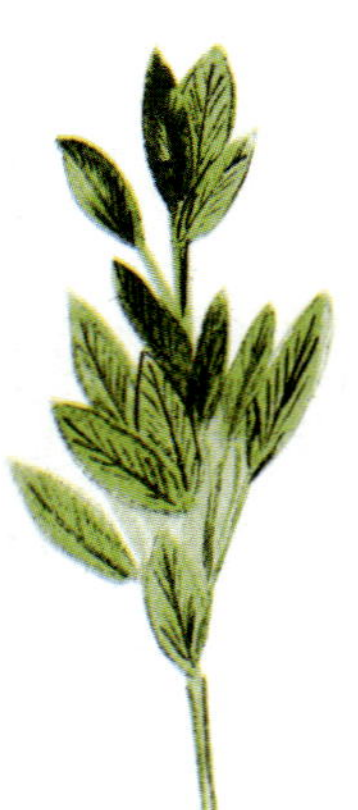

LANCHES

Bebidas

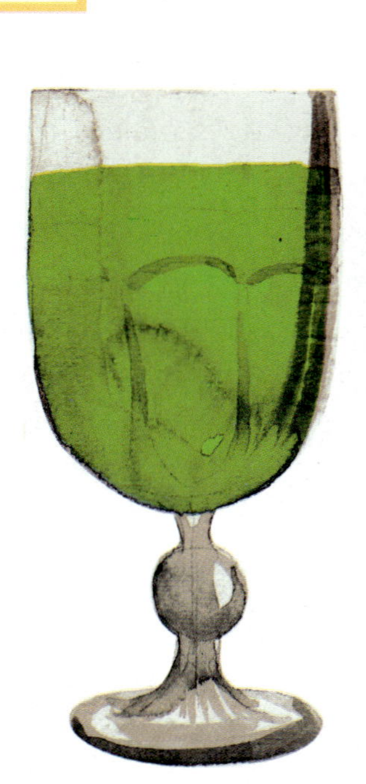

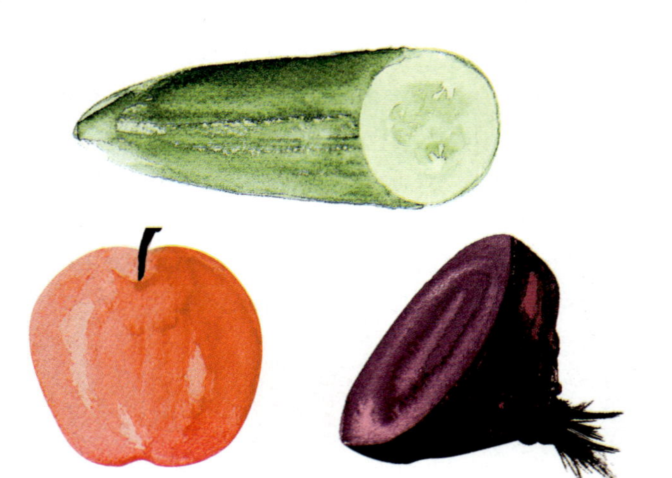

VITAMINA DE IOGURTE E CENOURA

1 pote de iogurte desnatado
4 colheres de sopa de cenoura ralada
Raspas de limão a gosto
Adoçante a gosto
Gelo a gosto

Modo de fazer

Bata todos os ingredientes no liquidificador.

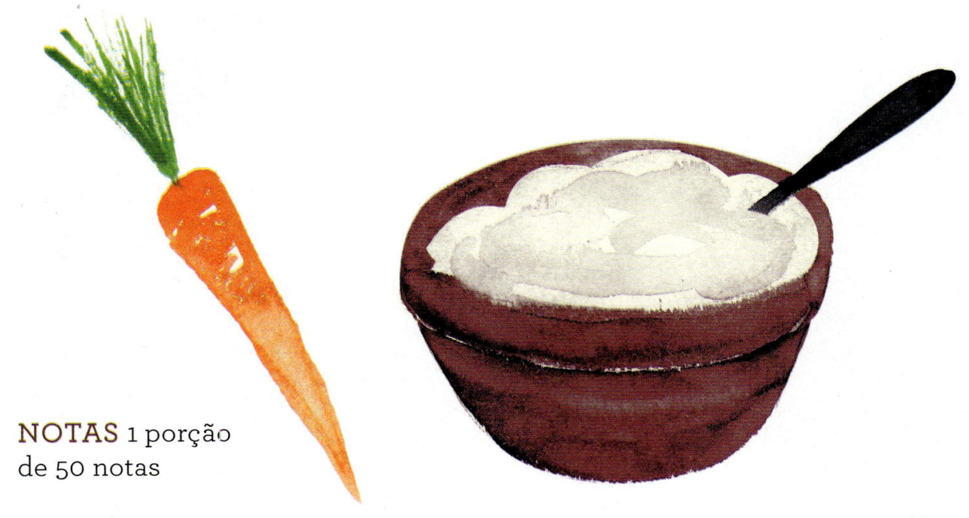

NOTAS 1 porção de 50 notas

SUCO DE CASCA DE ABACAXI COM HORTELÃ

Casca de 1 abacaxi
1 litro de água
1 xícara de folhas de hortelã
Adoçante de sua preferência

Modo de fazer

Ferva as cascas do abacaxi na água por aproximadamente 10 minutos. Em seguida, desligue o fogo e coloque as folhas de hortelã. Leve à geladeira para esfriar. Na hora de servir, bata tudo no liquidificador com gelo e adoçante a gosto. Sirva imediatamente.

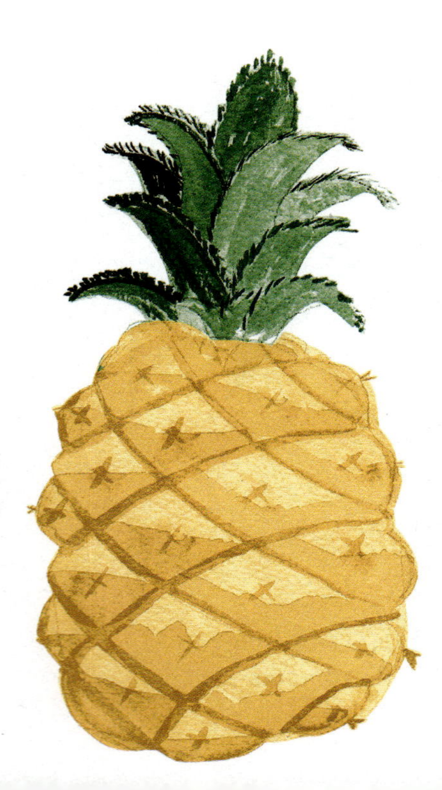

NOTAS Este suco não possui notas. O consumo é livre.

VITAMINA DE IOGURTE, BETERRABA E ALFACE-AMERICANA

1 pote de iogurte desnatado
4 colheres de sopa de beterraba ralada
4 folhas grandes de alface-americana rasgada em tiras
Adoçante a gosto
Gelo a gosto

Modo de fazer

Bata todos os ingredientes no liquidificador e beba imediatamente.

NOTAS 1 porção
de 50 notas

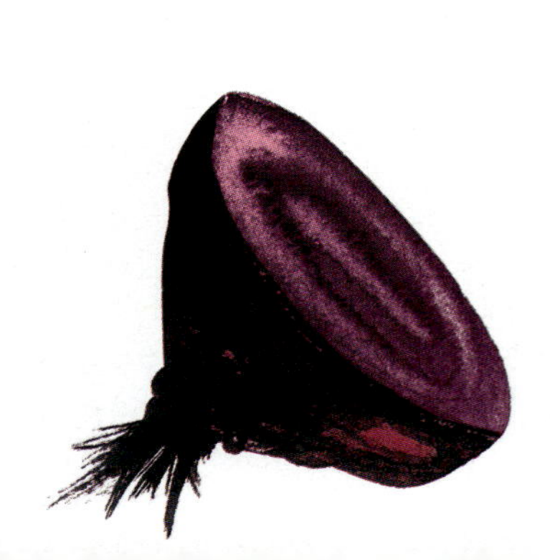

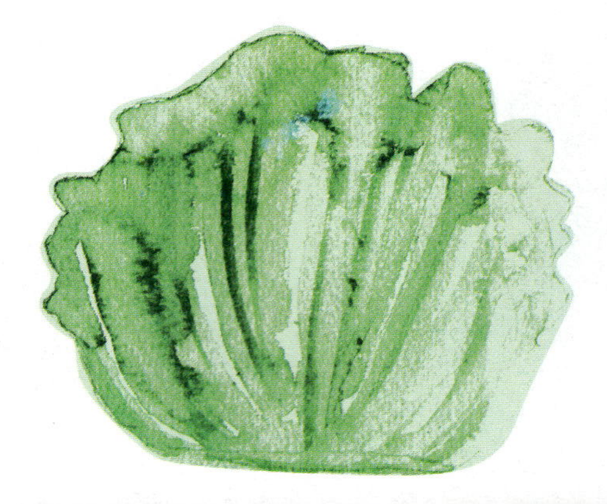

VITAMINA CREMOSA DE BANANA E BAUNILHA

2 bananas médias
1 xícara de gelo filtrado triturado
½ xícara de leite desnatado
150 ml de iogurte natural desnatado
1 colher de chá de essência de baunilha
Adoçante a gosto

Modo de fazer

Processe todos os ingredientes no liquidificador até obter um creme homogêneo. Se for possível, corte previamente as bananas em rodelas e deixe no congelador por cerca de 1 hora, para que elas fiquem mais sólidas. Esse processo faz com que a vitamina tenha uma consistência ainda mais cremosa.

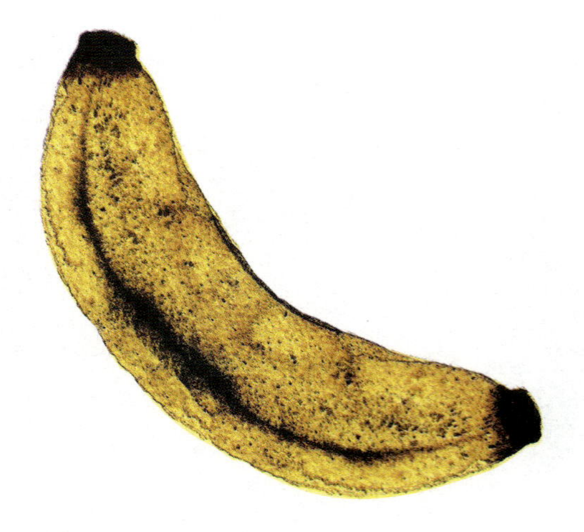

NOTAS rende 2 porções com 45 notas cada

SMOOTHIE DE MANGA E IOGURTE GREGO

1 xícara de gelo filtrado triturado
1 manga média
Adoçante a gosto
½ pote de iogurte natural desnatado
½ pote de iogurte grego tradicional

Modo de fazer

Bata no liquidificador todos os ingredientes por aproximadamente 3 minutos, até que fiquem bem triturados. Sirva em seguida.

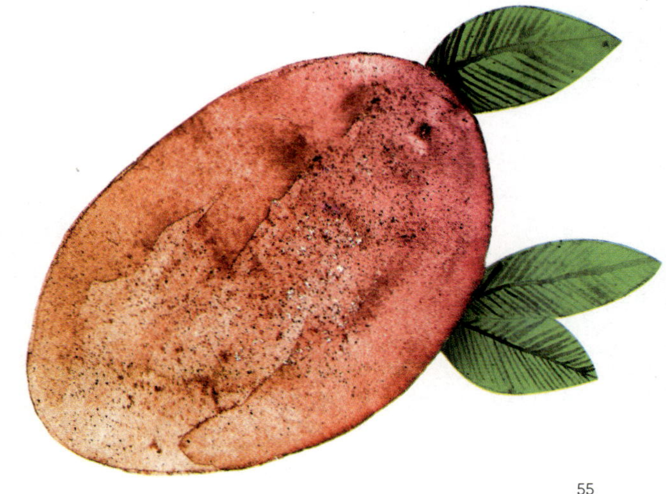

NOTAS rende 2 porções com 50 notas cada

CHOCOLATE QUENTE LIGHT

200 ml de leite desnatado
2 colheres de achocolatado em pó light
1 canela em pau
1 colher de sobremesa de maisena

Modo de fazer

Em uma panela, coloque o leite, o achocolatado e a canela em pau e misture bem. Leve ao fogo e, quando começar a esquentar, retire 4 colheres de sopa da mistura e coloque em uma xícara. Acrescente a maisena, mexa bem e devolva o conteúdo da xícara para a panela. Mexa bem e deixe ferver. Sirva quente.

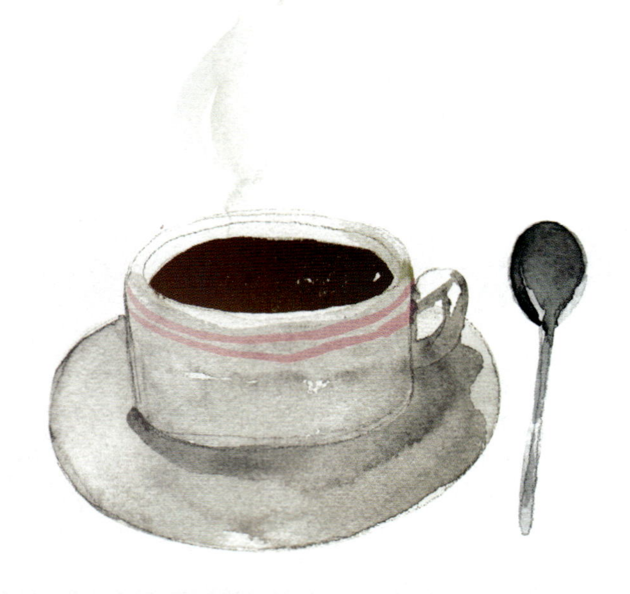

NOTAS rende
1 porção com 75 notas

MILK-SHAKE LIGHT DE UVA

½ xícara de gelo filtrado triturado
½ xícara de água
1 pacote de gelatina light ou diet de uva
1 bola de sorvete de creme light ou diet

Modo de fazer

Leve ao fogo meia xícara de água. Quando estiver começando a esquentar, acrescente todo o conteúdo da gelatina e mexa bem até dissolver. Retire e deixe esfriar. Então, coloque todos os ingredientes no liquidificador e bata até dissolver.

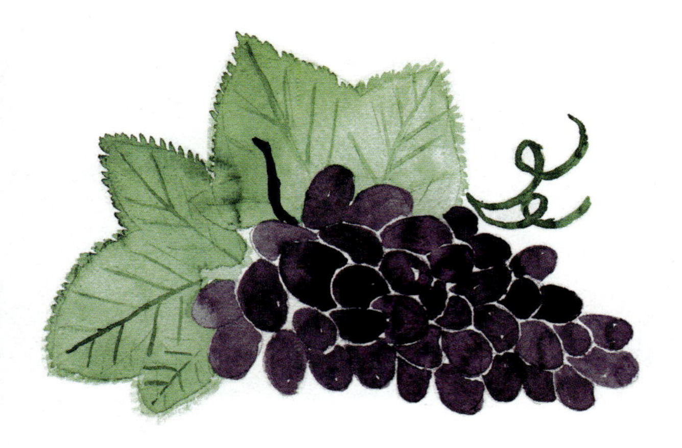

NOTAS rende 1 porção com 40 notas

SUCO VERDE

2 xícaras de pepino sem casca cortado em cubos
1 colher de chá de gengibre ralado
1 xícara de alface-americana em tiras
1 xícara de maçã verde com casca cortada em cubos
Suco de 1 limão
150 ml de água gelada filtrada
Adoçante a gosto

Modo de fazer

Bata todos os ingredientes no liquidificador e beba a seguir.

NOTAS rende
1 porção com
25 notas

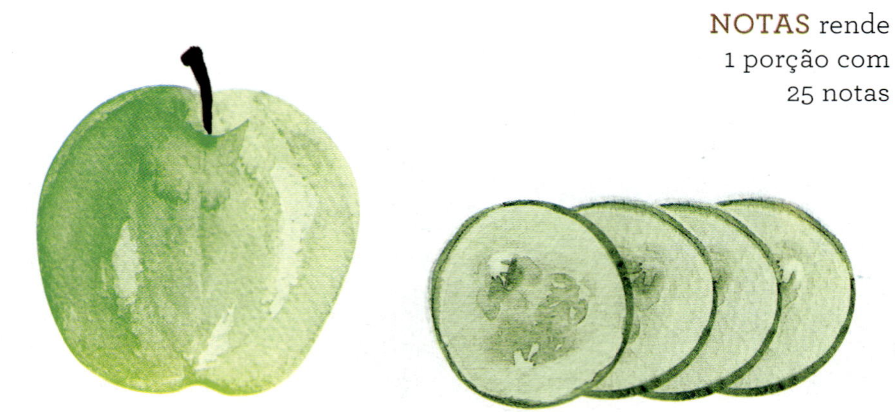

VACA PRETA LIGHT

500 ml de sorvete de creme light ou diet
250 ml de Coca-Cola Zero

Modo de fazer

Bata tudo no liquidificador e sirva a seguir.

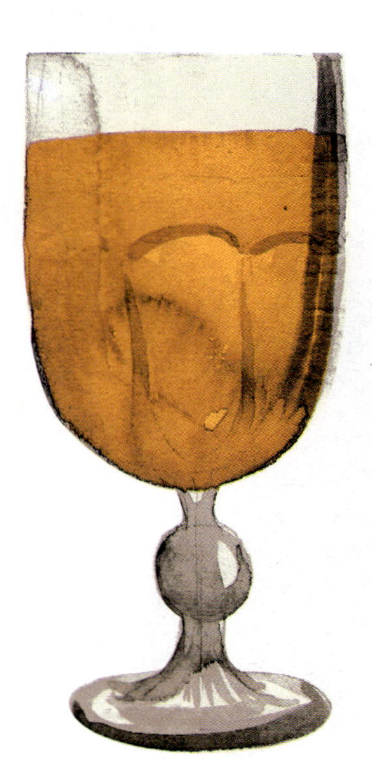

NOTAS rende
6 porções com
40 notas

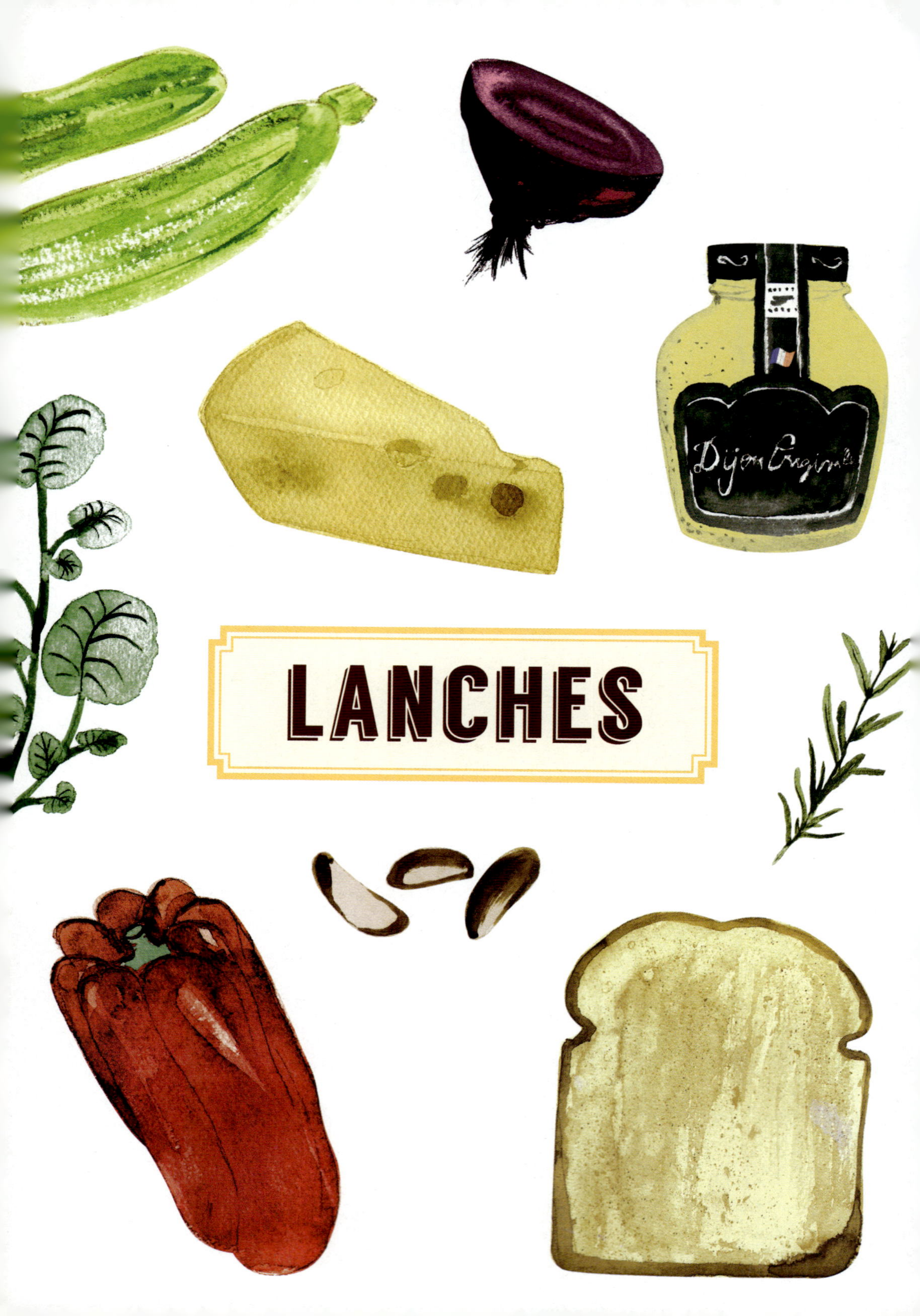
LANCHES

QUICHE DE CEBOLA LIGHT

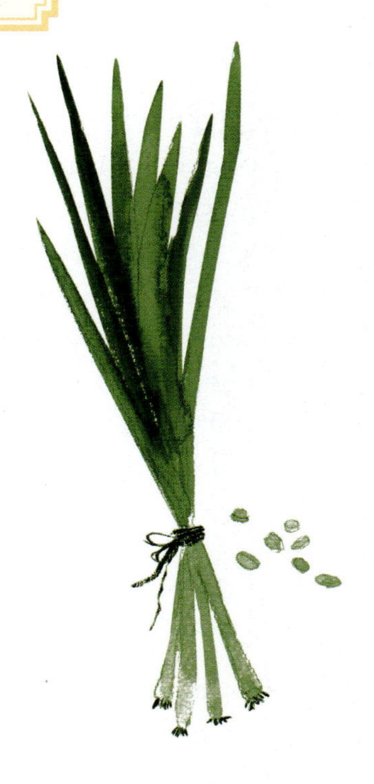

Massa
1 ½ xícara de farinha de trigo
100 g de margarina
1 ovo
1 colher de chá de sal
Recheio
500 g de cebola
2 colheres de sopa de cebolinha verde
½ lata de creme de leite light
4 colheres de sopa de cottage
2 colheres de sopa rasas de parmesão ralado
3 ovos
Sal

Modo de fazer

Massa: Em uma tigela, coloque a farinha de trigo, a margarina, o ovo e o sal. Amasse bem. Coloque na forma e leve para assar em forno médio até ficar levemente dourada.
Recheio: Em uma frigideira, doure a cebola com uma colher de sobremesa de margarina e acrescente os ovos, o creme de leite light, o cottage, a cebolinha e o queijo parmesão. Recheie a torta e leve ao forno novamente, para gratinar.

NOTAS cada fatia média possui 55 notas

PASTEL DE LEGUMES

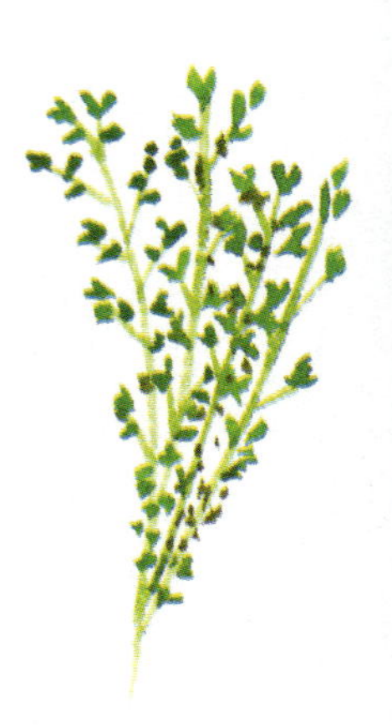

250 g de cottage
100 g de margarina light ou diet
250 g de farinha de trigo
1 cenoura cozida picada
1 tomate sem pele picado
1 xícara de espinafre cozido e picado
Sal e pimenta a gosto
1 colher de chá de orégano
½ xícara de queijo muçarela light ralado no ralo grosso

Modo de fazer

Passe o cottage por uma peneira e misture bem com a margarina. Junte a farinha de trigo, uma pitada de sal e amasse. Reserve. À parte, misture os demais ingredientes e tempere. Abra a massa bem fina e corte em rodelas de 7 cm de diâmetro. Recheie cada rodela com uma porção da mistura de legumes, feche o pastel e leve para assar. Se quiser, pincele a superfície com uma gema de ovo, para ficar brilhante. Asse por 30 minutos.

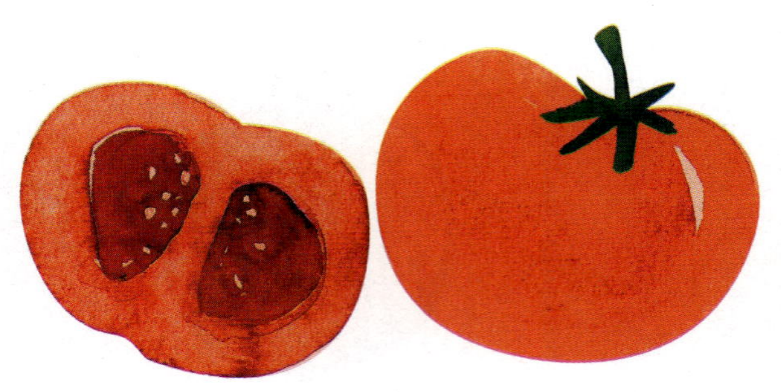

NOTAS 50 unidades
com 20 notas cada

QUICHE DE 3 QUEIJOS

Massa
300 g de farinha de trigo
150 g de manteiga
2 gemas
Sal a gosto
Recheio
200 g de muçarela ralada
200 g de provolone ralado
200 g de queijo de minas light ralado
1 lata de creme de leite light
1 colher de sopa de farinha de trigo
6 ovos
Sal a gosto

Modo de fazer

Massa: Misture bem todos os ingredientes. Coloque em uma forma redonda com aro de abrir. Aperte bem a massa com os dedos. Ponha filme plástico sobre a forma para proteger e deixe na geladeira por 20 minutos.
Recheio: Bata os ovos. Depois junte o sal, o creme de leite e a farinha de trigo. Coloque os queijos e misture bem com uma colher. Jogue sobre a massa e leve ao forno médio por mais ou menos 30 minutos.

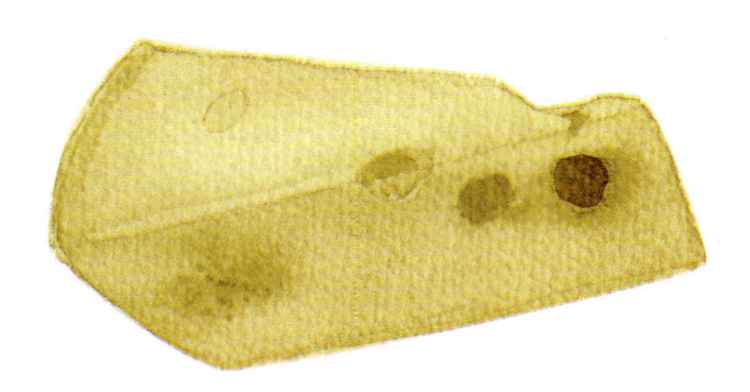

NOTAS 1 fatia média possui 90 notas

PÃO DE QUEIJO LIGHT

2 xícaras de farinha de trigo
1 xícara de queijo ralado light
1 ¼ xícara de leite desnatado
2 colheres de sopa de fermento
Sal a gosto
1 colher de sopa de margarina ou manteiga light

Modo de fazer

Misture todos os ingredientes e amasse bem. Faça bolinhas de tamanho médio e coloque em assadeira untada. Aqueça o forno em fogo baixo por 15 minutos, aumente para médio e leve os pães de queijo para assar.

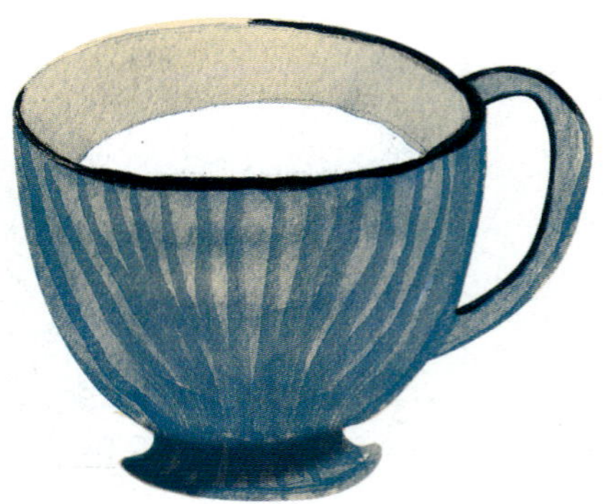

NOTAS cada unidade tem 15 notas

PIZZA MARGUERITA LIGHT

1 massa de pizza semipronta pequena
1 cebola pequena picada
1 colher de sopa de azeite
2 xícaras de tomates bem maduros, sem sementes, picados
½ xícara de molho ou extrato de tomate
1 xícara de muçarela light ralada
2 colheres de chá de folhas de manjericão
Sal a gosto

Modo de fazer

Doure a cebola em meia colher de sopa de azeite. Acrescente um pouco de sal, junte o tomate e refogue apenas para aquecer, antes que comece a soltar água (cerca de 1 minuto). Reserve. Espalhe o molho de tomate sobre a massa e salpique por cima a muçarela ralada. Asse até ficar com as bordas douradas. Retire do forno, cubra com o tomate picado, salpique o manjericão e sirva a seguir.

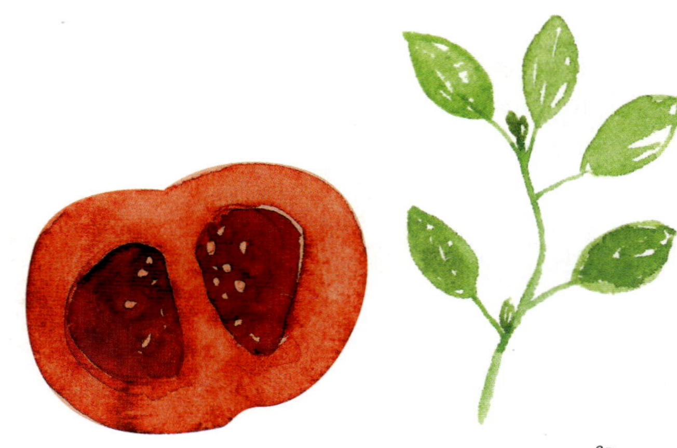

NOTAS cada fatia possui 90 notas

PÃO DE BATATA

50 g de fermento biológico
¼ de xícara de leite morno
½ xícara de óleo de canola
2 ovos
1 colher de sopa de açúcar
2 batatas grandes cozidas sem casca
1 colher de sopa de margarina light
1 colher de chá de sal
500 g de farinha de trigo
1 pouco de farinha para polvilhar as mãos, se for necessário
2 gemas

Modo de fazer

Após cozinhar as batatas, retire-as do fogo e amasse com um garfo. Reserve. À parte, dissolva o fermento no leite morno e acrescente o açúcar. Então, acrescente os demais ingredientes e metade da farinha. Misture bem. Vá acrescentando o restante da farinha aos poucos, sovando bem. Se a massa for ficando pegajosa, é importante polvilhar um pouco de farinha enquanto sova, para que não grude. Deixe a massa crescer por 30 minutos. Depois a divida em 20 bolinhas e pincele cada uma com as gemas. Deixe descansar por meia hora, para crescer. Leve ao forno preaquecido, a 180°C, por 30 minutos. Depois, aumente o fogo para 220°C, a fim de dourar os pãezinhos.

NOTAS 70 notas
por unidade média

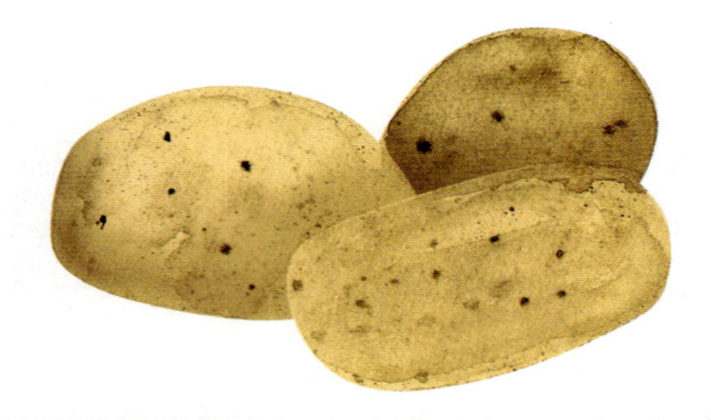

HAMBÚRGUER DE QUINOA

3 colheres de sopa de quinoa em grãos cozida
1 colher de sopa de aveia em flocos finos
1 clara de ovo de galinha
1 colher de sopa de cenoura ralada
½ abobrinha
½ colher de sopa de hortelã
½ colher de sopa de salsinha
2 azeitonas verdes
1 colher de chá de sal

Modo de fazer

Rale a abobrinha e a cenoura. Depois, pique a azeitona, a salsinha e a hortelã. Em uma tigela, mexa todos os ingredientes, até formar uma mistura homogênea. Depois, molde-os no formato dos hambúrgueres. Aqueça uma frigideira antiaderente e grelhe-os dos dois lados, até ficarem dourados. Sirva a seguir.

NOTAS rende 4 unidades
com 40 notas cada

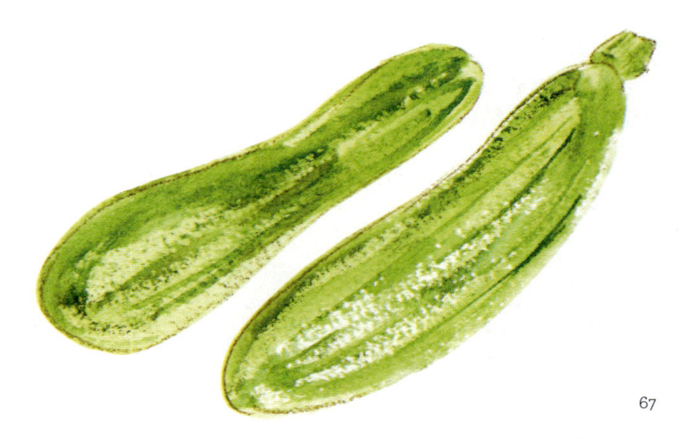

BOLO LIGHT DE BANANA E CASTANHA-DO-PARÁ

5 bananas-nanicas maduras
2 ovos inteiros
¼ de xícara de leite desnatado
2 colheres de sopa cheias de castanhas-do-pará moídas
1 xícara de farinha de rosca
1 xícara de aveia em flocos finos
½ xícara de óleo
1 ½ xícara de açúcar mascavo
1 xícara de açúcar culinário Tal e Qual (ele é usado na mesma proporção que o açúcar normal)
1 colher de sopa de fermento

Modo de fazer

Misture a farinha de rosca, a aveia, o açúcar refinado e o açúcar mascavo e reserve. No liquidificador bata o óleo, o leite, as bananas e os ovos. Misture com os secos. Adicione o fermento por último. Despeje em uma forma untada e leve ao forno preaquecido por aproximadamente 30 minutos.

NOTAS rende
20 pedaços com
70 notas cada

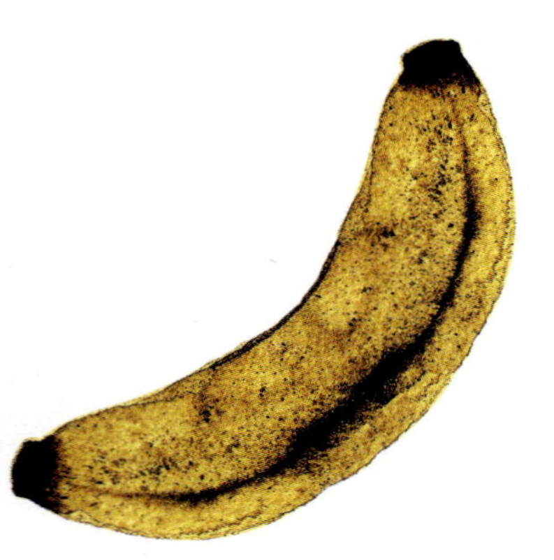

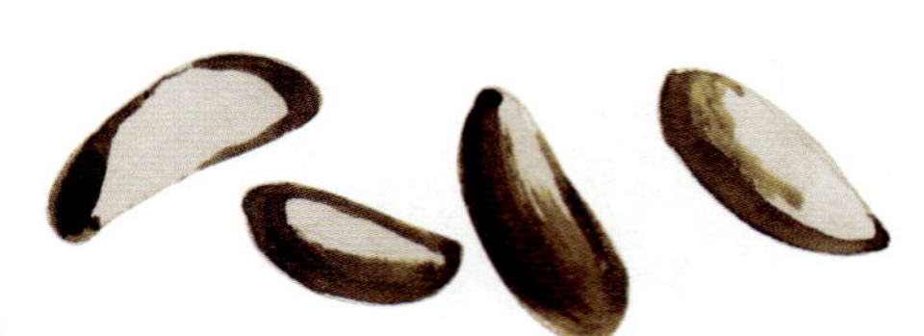

BOLO DE LINHAÇA

1 xícara de suco de laranja
1 xícara de farelo de trigo
½ xícara de açúcar mascavo
½ xícara de uva-passa
½ xícara de nozes ou castanhas picadas
2 ovos grandes inteiros
2 colheres de sopa de óleo de canola
1 copo (300 ml) de farinha de trigo
1 ½ xícara de sementes de linhaça moídas
1 colher de sopa de fermento para pão
¼ de colher de chá de sal

Modo de fazer

Aqueça o forno. Em uma tigela, misture com uma colher o suco, o farelo de trigo, o açúcar, as passas, os ovos e o óleo. Deixe a mistura descansar por 10 minutos. Em outra vasilha, misture a farinha de trigo, a linhaça, o fermento e o sal. Junte as duas até que estejam bem misturadas (não bata). Coloque a massa em uma forma de bolo inglês. Asse em temperatura baixa por cerca de 55 minutos ou até que, ao enfiar um palito, ele saia seco. Deixe esfriar na assadeira por 15 minutos. Desenforme com cuidado e deixe esfriar completamente. Salpique nozes ou castanhas por cima na hora de servir.

NOTAS rende
8 porções com
120 notas cada

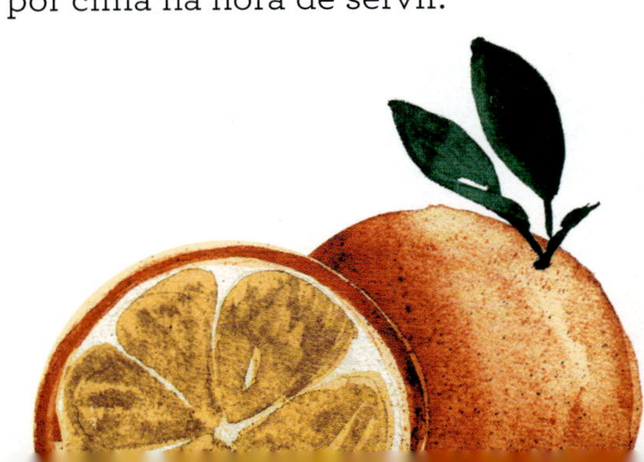

BRUSCHETTA LIGHT

3 tomates vermelhos e firmes, sem a polpa, cortados em cubinhos
1 colher de sobremesa de azeite extravirgem
5 fatias de pão diet ou light
1 dente de alho
1 xícara de folhas frescas de manjericão
35 g de ricota (defumada, de preferência) ralada no ralo grosso
Sal e pimenta moída na hora

Modo de fazer

Coloque os tomates e o azeite em um recipiente, tempere com sal e pimenta e misture bem. Cubra e deixe marinar por 1 hora. Passe o alho já amassado nas fatias de pão. Aqueça o forno em fogo alto por 5 minutos e torre o pão por 2 a 3 minutos de cada lado. Espalhe a ricota sobre cada fatia, depois cubra com o tomate e as folhas de manjericão. Sirva a seguir.

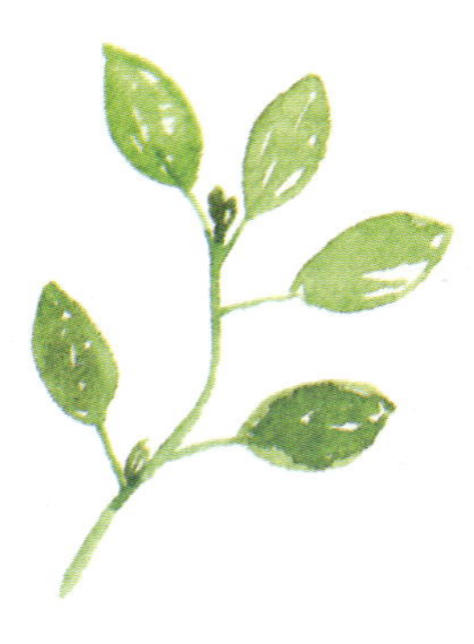

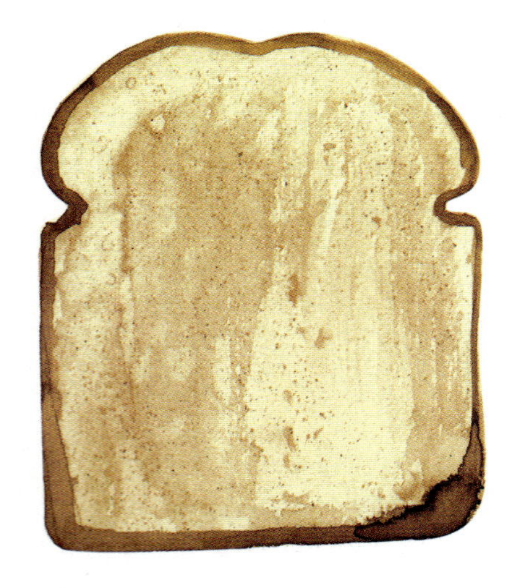

NOTAS rende 5 porções
com 30 notas cada

TORRADAS COM PASTA DE CENOURA

6 colheres de sopa de cenoura ralada
4 colheres de sopa de maionese light
1 colher de sopa de mostarda
Fatias de torradas integrais

Modo de fazer

Reserve as torradas e bata todos os demais ingredientes com um mixer.

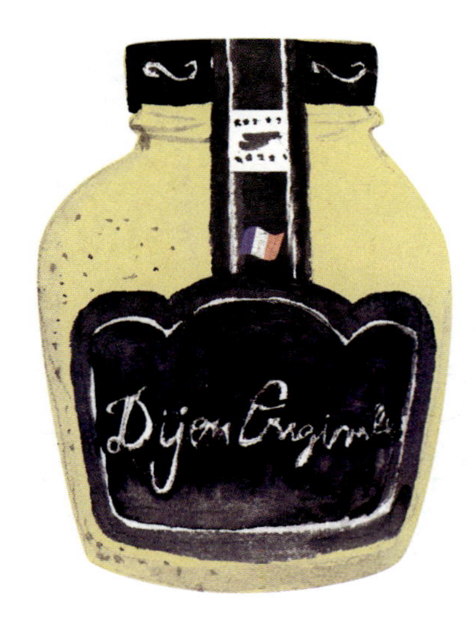

NOTAS cada colher de sopa da pasta rende 25 notas e cada torrada rende 30 notas

PASTA DE PEITO DE PERU

10 fatias finas de blanquet de peru cortadas em tirinhas
2 colheres de sopa de maionese light
2 colheres de sopa de creme de leite light
1 colher de café de orégano

Modo de fazer

Misture todos os ingredientes e bata no liquidificador.

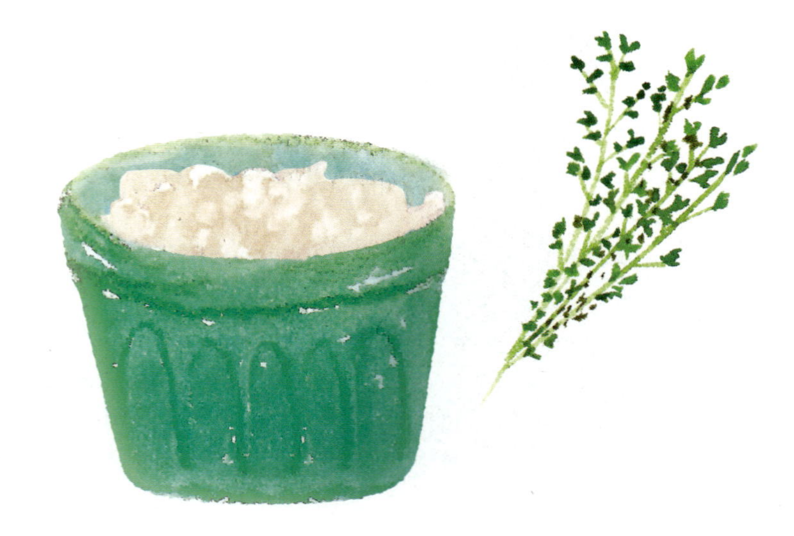

NOTAS cada colher de sopa possui 15 notas

PIZZA FALSA DE COTTAGE E TOMATE

1 pão sírio pequeno
2 colheres de sopa de cottage
2 colheres de sopa de molho de tomate
1 pitada de orégano
1 azeitona verde ou preta cortada em fatias
2 folhas de manjericão picadinhas

Modo de fazer

Misture bem o cottage, o manjericão, o orégano e o molho de tomate com um garfo e leve para aquecer no micro-ondas por 20 segundos ou até que o cottage fique semiderretido. Enquanto isso, em uma frigideira teflon, coloque o pão sírio e aqueça-o dos 2 lados só para ficar um pouco crocante. Cubra o pão com a mistura de cottage, molho e temperos e salpique por cima a azeitona. Sirva a seguir.

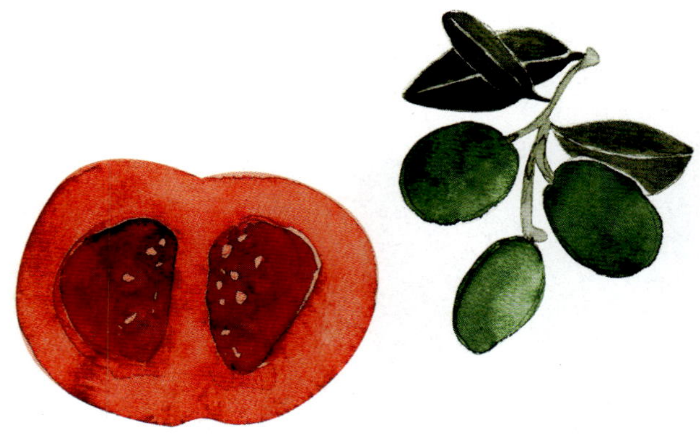

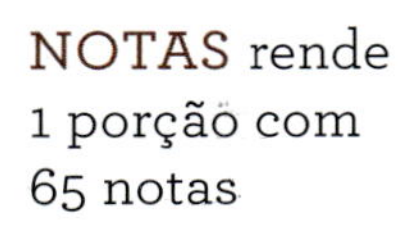

NOTAS rende 1 porção com 65 notas

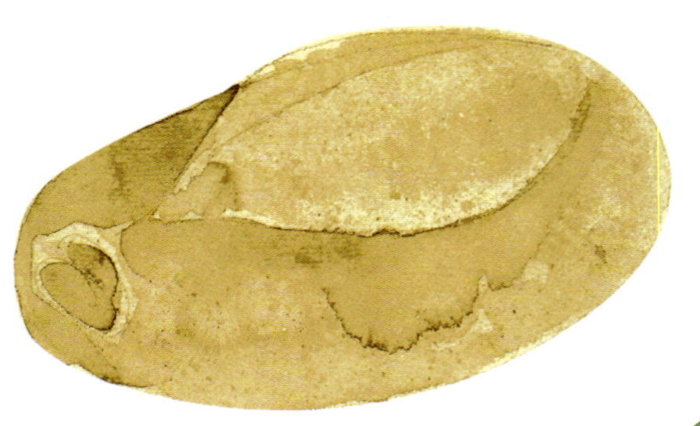

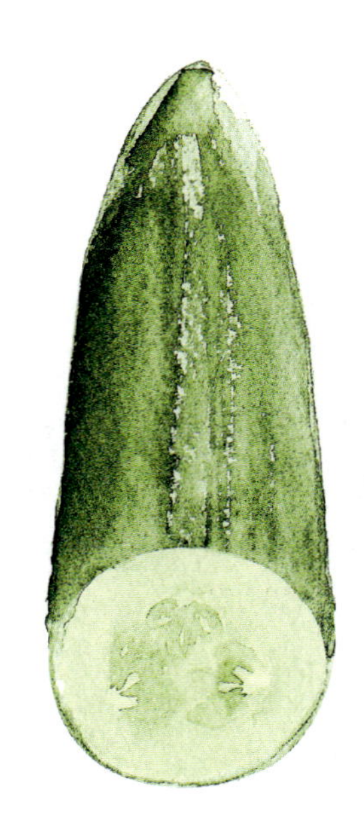

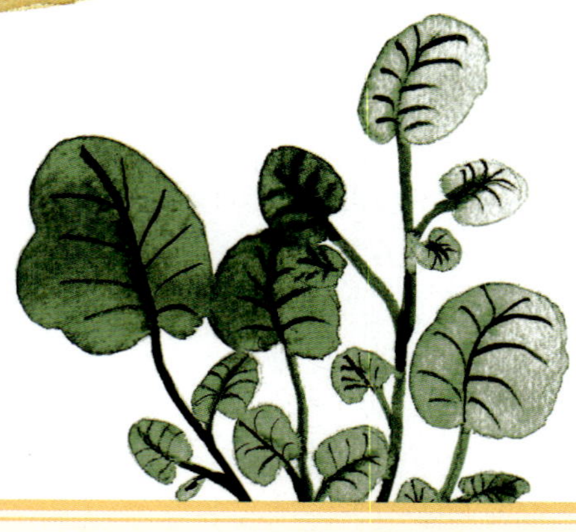

SANDUÍCHES

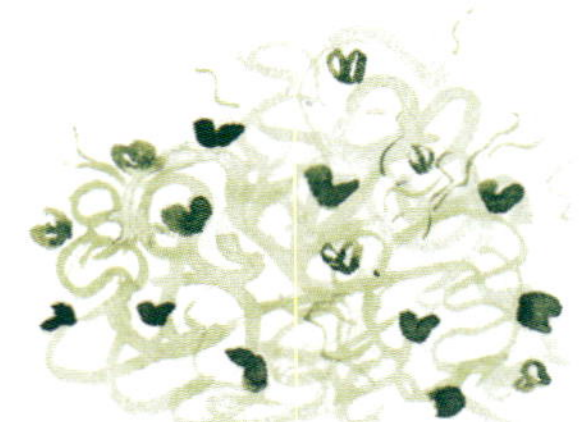

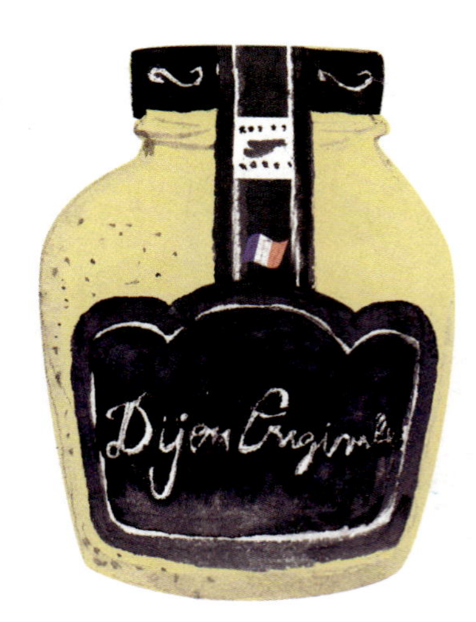

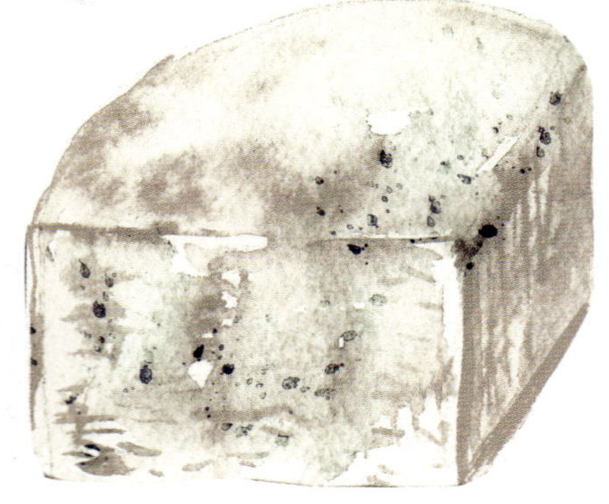

SANDUÍCHE DE ATUM

2 fatias de pão light
2 colheres de sopa cheias de ricota
1 colher de sopa rasa de maionese light
2 colheres de sopa de atum ralado
1 colher de sopa de cenoura ralada
1 fatia de pepino em conserva
2 folhas de alface
2 colheres de sopa de água

Modo de fazer

Faça uma pasta amassando a ricota com um garfo. Junte a maionese e a água e misture até ficar bem homogênea. Espalhe a pasta de ricota sobre a fatia de pão e acrescente a alface, o pepino e o atum levemente amassado. Jogue por cima a cenoura ralada e feche o sanduíche.

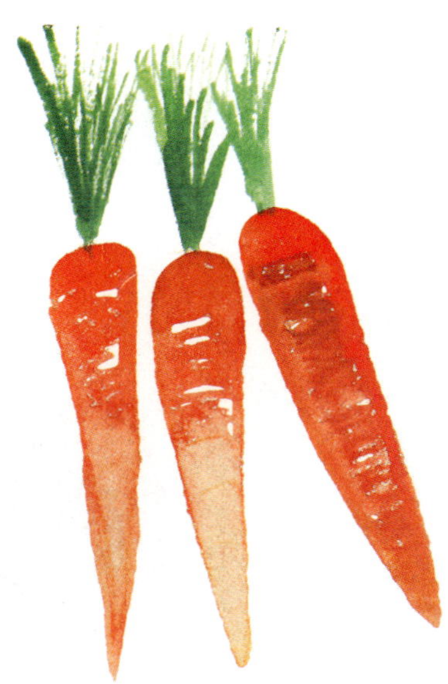

NOTAS rende 1 porção
com 100 notas

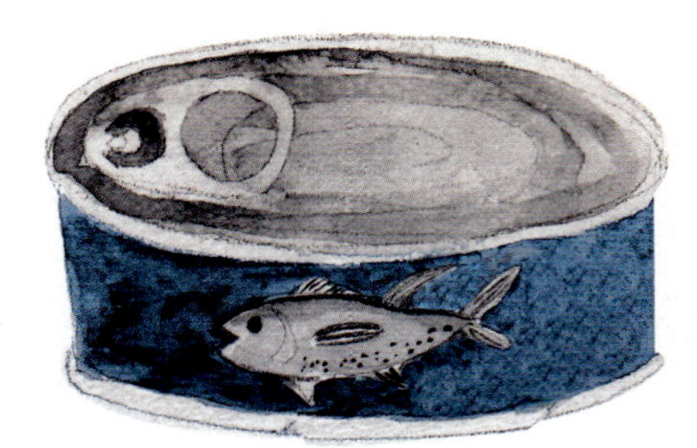

SANDUÍCHE DE RICOTA COM TOMATE E PEPINO

2 fatias de pão de centeio sem a casca ligeiramente tostadas
1 fatia fina de ricota
⅓ de tomate cortado em rodelas finas (se estiver muito maduro, retire as sementes)
6 rodelas de pepino com casca cortadas bem fininhas
1 colher de sobremesa rasa de maionese light

Modo de fazer

Passe a maionese em uma fatia de pão e coloque os demais ingredientes, fechando com a outra fatia.

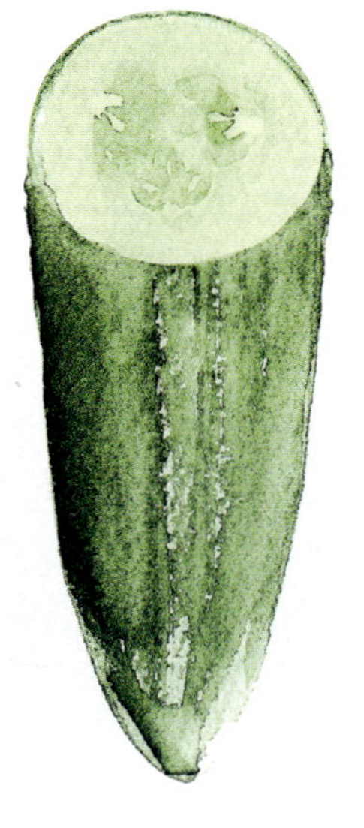

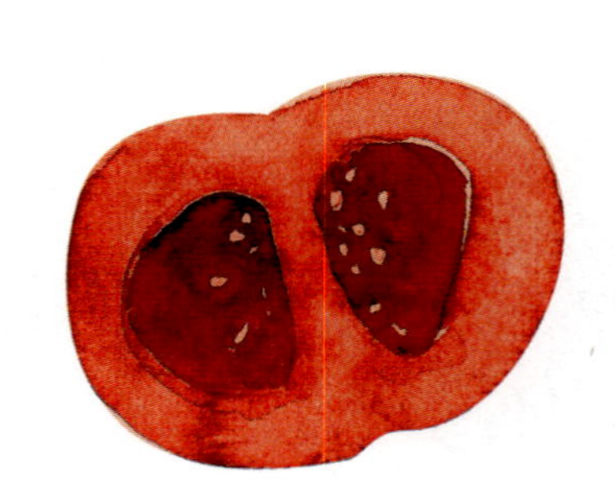

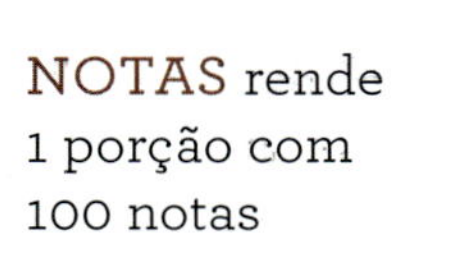

NOTAS rende
1 porção com
100 notas

BEIRUTE DE PAILLARD DE FRANGO

1 pão sírio médio
4 rodelas de tomate
100 g de queijo prato
20 g de alface picada
2 pepinos em conserva
150 g de filé de frango temperado e batido fininho, como paillard
Sal a gosto

Modo de fazer

Grelhe o peito de frango, coloque por cima o queijo e deixe derreter. Toste o pão em tostadeira tipo prensa, corte em 2 metades e ponha a alface com uma pitada de sal, o frango com o queijo, o tomate e o pepino. Coloque a outra metade do pão e corte em quatro.

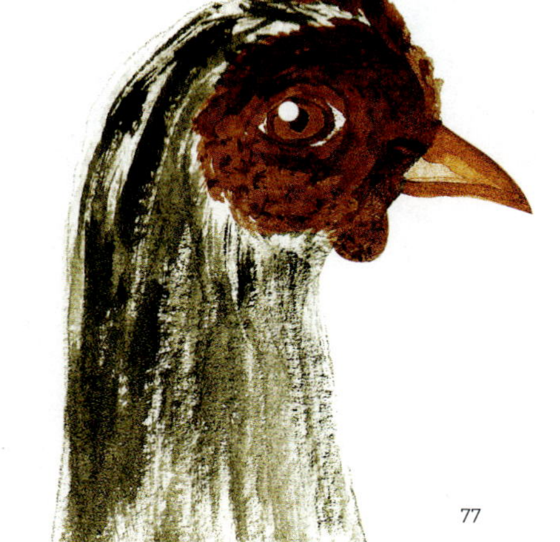

NOTAS rende 4 porções
com 70 notas cada

SANDUÍCHE DE PERU COM MOLHO DE MAIONESE

2 fatias de pão de forma light
2 fatias médias de sobras de peru assado
1 colher de sobremesa de maionese light
1 colher de sopa de cebolinha picada
1 fatia de tomate
2 folhas de alface
Gotas de mostarda

Modo de fazer

Monte o sanduíche na seguinte sequência: 1 fatia de pão, 1 folha de alface, a maionese, a cebolinha picada, o tomate, o peru, as gotas de mostarda, a outra folha de alface e feche com a segunda fatia de pão.

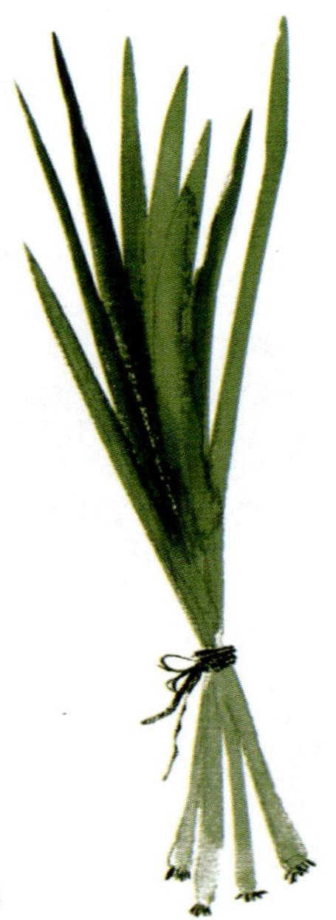

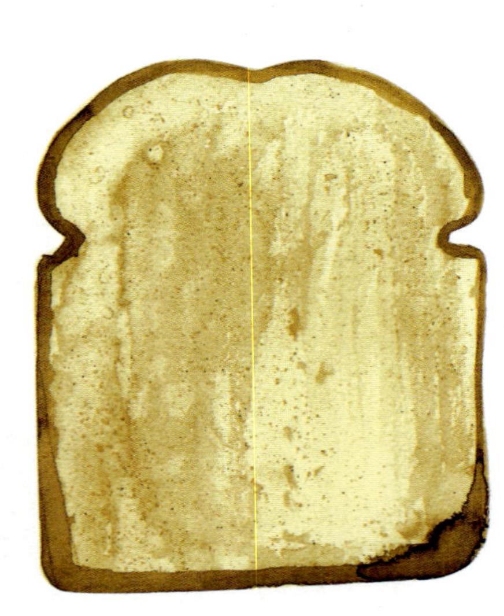

NOTAS
rende 1 porção
com 105 notas

SANDUÍCHE MARGUERITA

1 pão árabe pequeno
1 fatia grande de queijo de minas
1 cebola média cortada em rodelas finas
1 colher de sopa de molho de tomate
2 azeitonas pretas cortadas em lascas
4 folhinhas pequenas de manjericão
Orégano a gosto
Sal grosso (opcional)

Modo de fazer

Deixe a cebola de molho em um pouco de água morna para tirar o ardor, escorra e reserve. Espalhe o molho de tomate em cima do pão árabe e cubra com o queijo de minas (corte a fatia em 2 para que possa cobrir todo o pão). Acrescente a cebola, as azeitonas e o orégano. Leve ao forno convencional até o queijo começar a derreter. Retire e acrescente o manjericão e o sal grosso. Sirva quente.

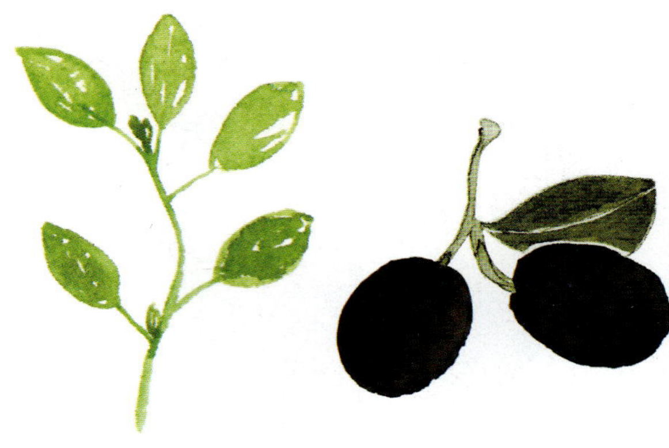

NOTAS rende 1 porção
com 90 notas

SANDUÍCHE DE ROSBIFE

1 pão francês sem o miolo
1 colher de sobremesa de maionese light
1 colher de sobremesa de iogurte desnatado
1 colher de sopa de cebolinha picada
3 fatias finas de rosbife
4 folhas de alface lavadas e secas
4 fatias de tomate sem os caroços
Gotas de mostarda a gosto

Modo de fazer

Misture a maionese com o iogurte e a cebolinha e reserve. Abra o pão, retire o miolo e coloque as folhas de alface, as fatias de tomate, o rosbife e, por fim, a mistura de maionese e iogurte. Junte algumas gotas de mostarda, feche o sanduíche e sirva.

NOTAS rende
1 porção de
95 notas

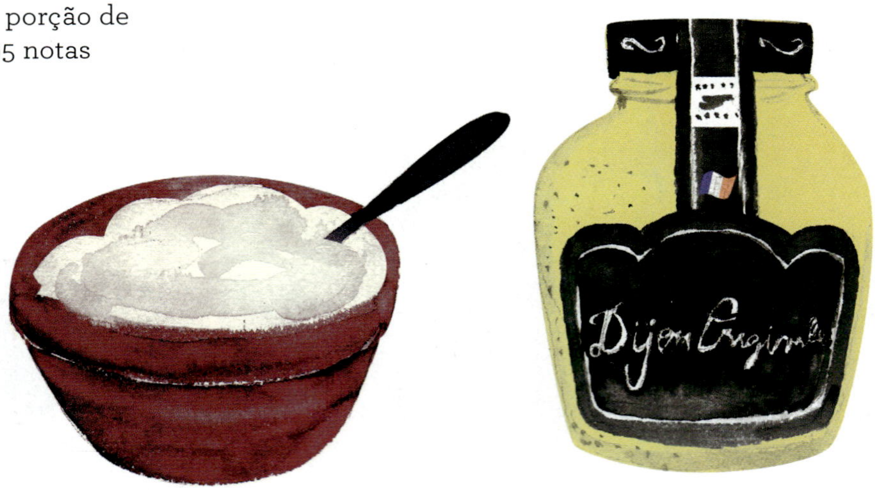

SANDUÍCHE DE GORGONZOLA

1 unidade de pão ciabatta
1 fatia média de queijo gorgonzola picado
½ pera média cortada em fatias
4 folhas de rúcula
2 tomates-cereja cortados em fatias
1 pitada de pimenta-do-reino
1 colher de chá de azeite

Modo de fazer

Corte o pão ao meio no sentido horizontal e retire o miolo. Espalhe o azeite e coloque a rúcula e os tomates. Então tempere com a pimenta e espalhe o gorgonzola picado. Cubra com as fatias de pera e feche o sanduíche.

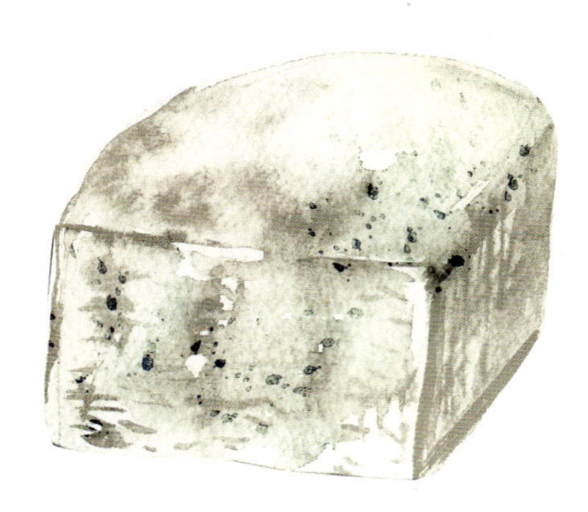

NOTAS rende
1 porção com
160 notas

SANDUÍCHE DE PASTA DE OVOS E SALSICHA

1 pão francês sem o miolo
1 ovo cozido
1 salsicha de peito de peru
1 colher de sopa de cebolinha picada
1 colher de sobremesa de cream cheese light

Modo de fazer

Pique o ovo e a salsicha em pedacinhos. Misture com a cebolinha e o cream cheese e recheie o pão francês.

NOTAS rende 1
porção com 90 notas

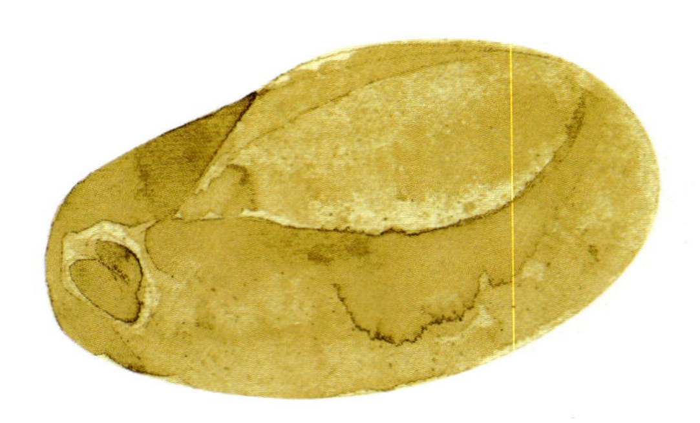

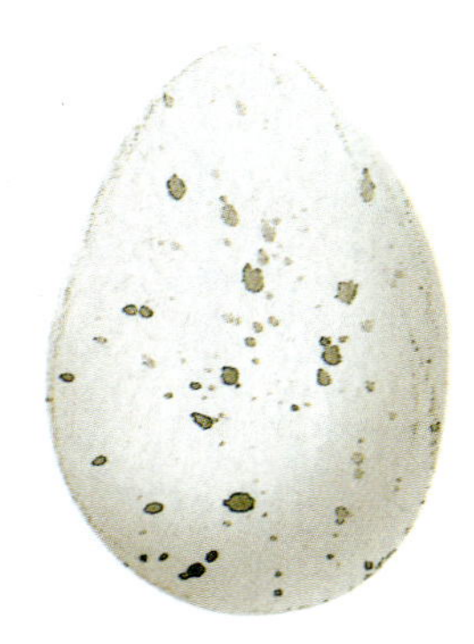

SANDUÍCHE COLORIDO

1 colher de broto de alfafa
1 colher de sopa de cenoura ralada
1 colher de sopa de beterraba ralada
1 colher de sopa de palmito cortado em tiras finas
1 colher de sopa de maionese light
1 colher de sobremesa de passas brancas sem sementes
4 folhas de rúcula
2 fatias de pão integral

Modo de fazer

Reserve as duas fatias de pão e as folhas de rúcula. Misture os demais ingredientes do recheio. Monte o sanduíche, cobrindo uma fatia de pão com 2 folhas de rúcula, o recheio, mais duas fatias de rúcula e feche com a última fatia de pão.

NOTAS rende 1 porção
com 135 notas

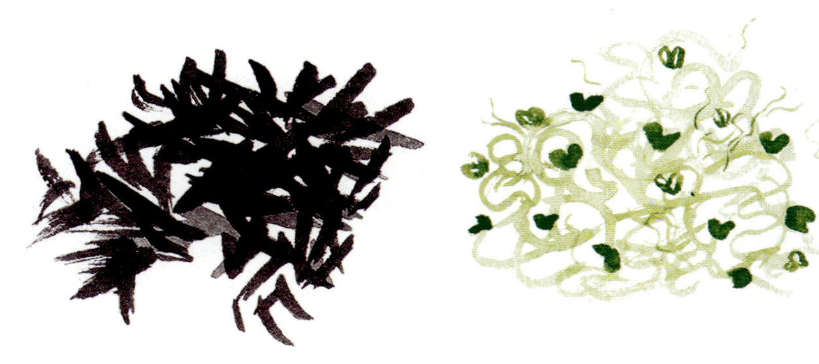

SANDUÍCHE ITALIANO

1 colher de chá de manteiga em temperatura ambiente
1 colher de chá de azeite de oliva
½ colher de chá de manjericão picado
2 folhas de alface-crespa
1 fatia fina de presunto de Parma
1 colher de sopa rasa de parmesão ralado na hora
3 fatias de tomate sem o miolo
1 colher de sopa de azeitona preta picada
2 fatias de pão italiano

Modo de fazer

Misture bem em uma tigela a manteiga, o azeite e o manjericão. Coloque em uma fatia de pão a alface, a pasta de manjericão, o presunto, o tomate, a azeitona, o queijo e, por fim, a outra fatia de pão.

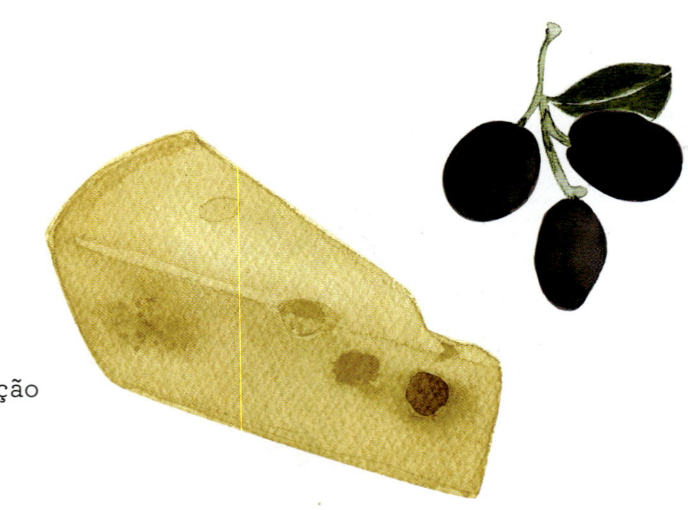

NOTAS rende 1 porção de 140 notas

SANDUÍCHE DE FRANGO COM ABACAXI

2 fatias de pão de forma
1 fatia média de abacaxi picada
½ filé de frango defumado cortado em cubinhos
1 colher de sopa de creme de leite light
1 colher de sopa de cebola ralada
1 colher de sopa de maionese light
1 colher de sobremesa de suco de limão
1 colher de chá de hortelã picada

Modo de fazer

Prepare o molho: misture o creme de leite e a maionese, e então acrescente o limão. Misture bem. Adicione a cebola ralada, o abacaxi picado e os cubinhos de frango. Prove o tempero e veja se é preciso acrescentar sal. Junte por fim a hortelã e misture bem. Recheie as fatias de pão e sirva a seguir.

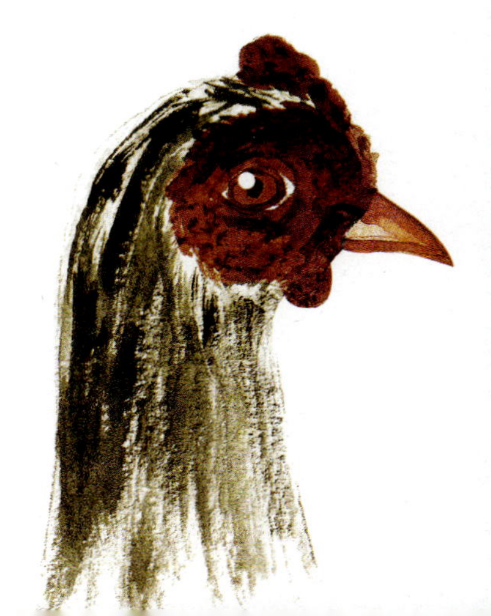

NOTAS rende 1 porção
com 135 notas

WRAP DE KANI KAMA

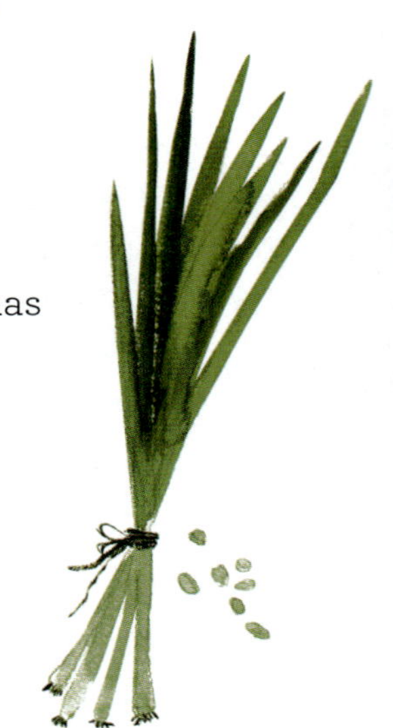

1 unidade de wrap
4 bastões de kani cortados em tiras fininhas
5 folhas de alface-americana cortadas em tiras fininhas
1 fatia pequena de ricota bem esfarelada
1 colher de sobremesa de maionese light
1 colher de café de mostarda
1 colher de chá de cebolinha picada
1 colher de café de suco de limão
Sal a gosto

Modo de fazer

Misture a maionese, a ricota, a mostarda, a cebolinha e o suco de limão até formar uma pasta cremosa e reserve. Misture as tiras de kani com as tiras de alface e reserve. Abra o wrap e coloque a pasta no centro, espalhando cuidadosamente e deixando cerca de 1 a 2 dedos de distância da borda, para poder enrolar depois. Cubra a pasta com a mistura de kani e alface, salpicando um pouquinho de sal só para dar gosto. Feche o wrap da seguinte maneira: dobre uma das bordas do wrap sobre o recheio. Essa será a ponta de 'base', que ficará oposta à ponta aberta do wrap. Em seguida, dobre as laterais por cima dessa 'base'. Assim, o wrap fica 'envelopado', sendo uma das bordas, aberta. Para mantê-lo fechado, você pode usar um palito ou amarrar com um bastão inteiro de cebolinha.

NOTAS rende 1 porção
com 115 notas

SANDUÍCHE ABERTO DE SALMÃO DEFUMADO

1 fatia de pão integral
50 g de salmão defumado já cortado em fatias finas
1 colher de sopa de cream cheese light
1 folha de alface cortada em tiras
1 colher de sopa de alcaparras
1 fio de azeite

Modo de fazer

Monte o sanduíche da seguinte forma: sobre a fatia de pão, espalhe o cream cheese. Acrescente as alcaparras, as fatias de salmão e a alface e regue com um fio de azeite.

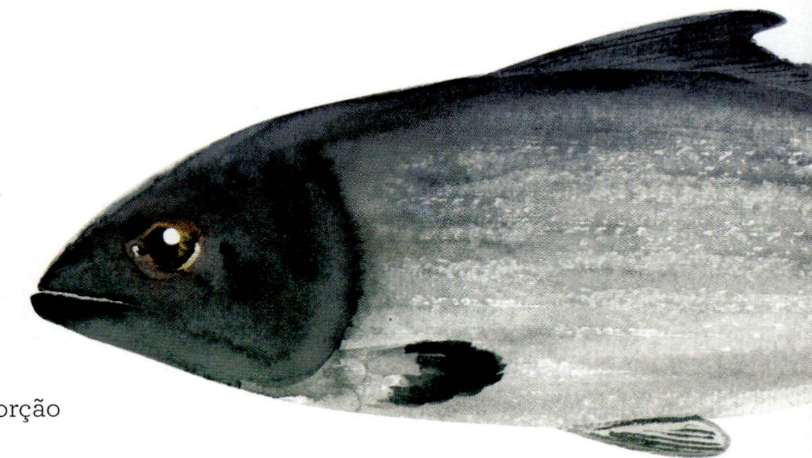

NOTAS rende 1 porção com 95 notas

SANDUÍCHE DE CARNE ASSADA E MOSTARDA

2 fatias de pão integral
1 colher de sopa de creme de leite light
1 colher de chá de mostarda
2 fatias finas de carne assada
2 ramos de folhas frescas de agrião (sem o talo)

Modo de fazer

Toste ligeiramente as fatias de pão em uma frigideira. À parte, misture o creme de leite com a mostarda. Monte o sanduíche da seguinte forma: cubra uma fatia de pão com a carne assada, espalhe o creme de mostarda sobre a carne, cubra com as folhas de agrião e feche com a outra fatia de pão.

NOTAS rende 1 porção
com 125 notas

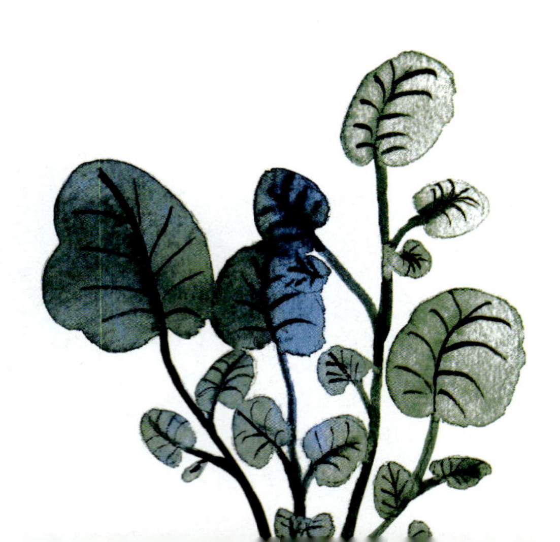

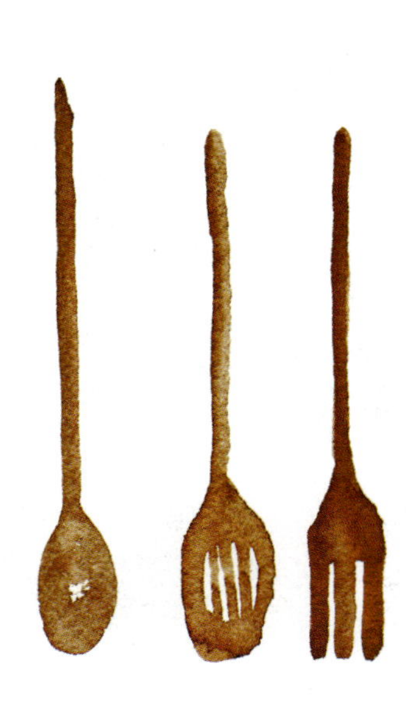

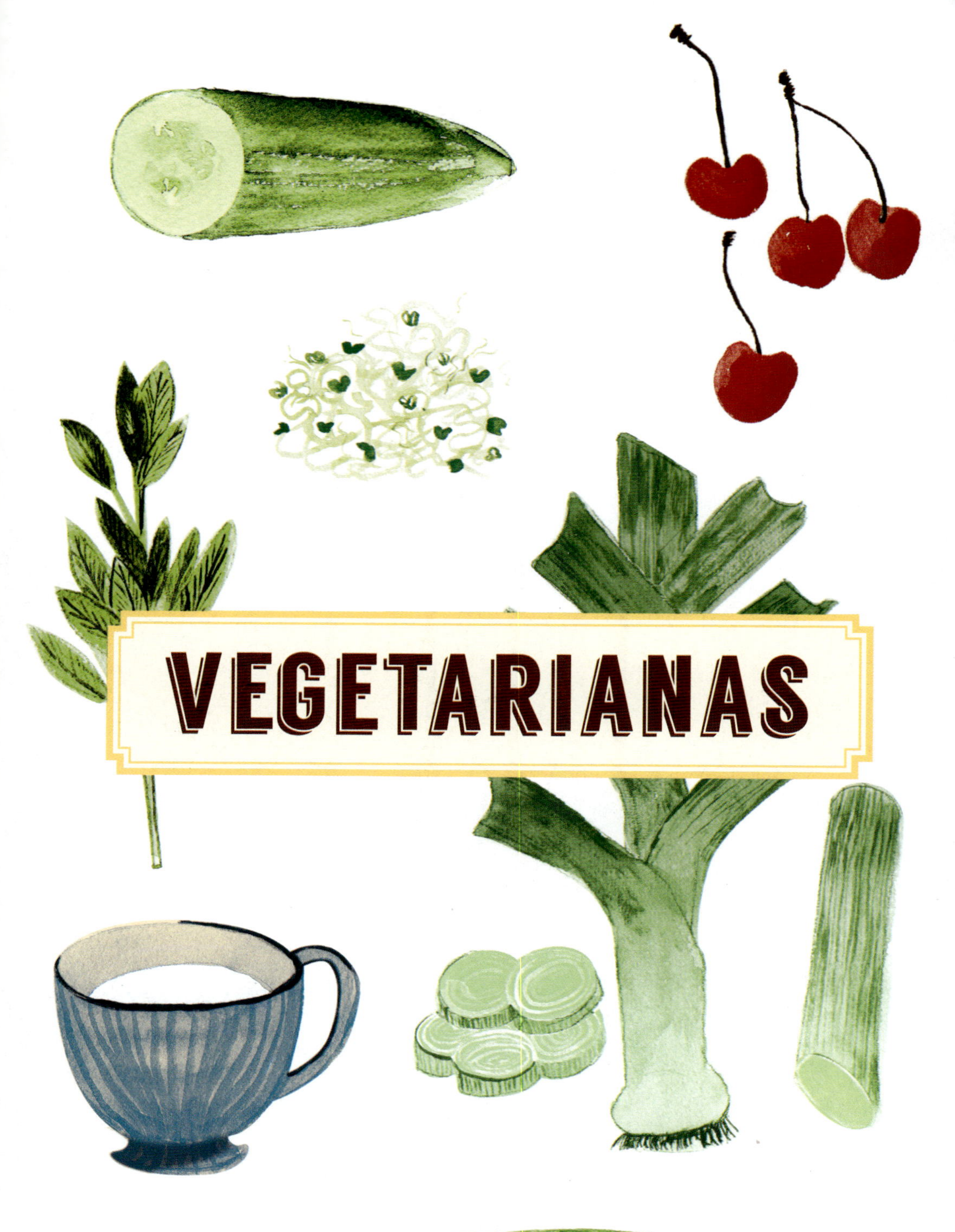

VEGETARIANAS

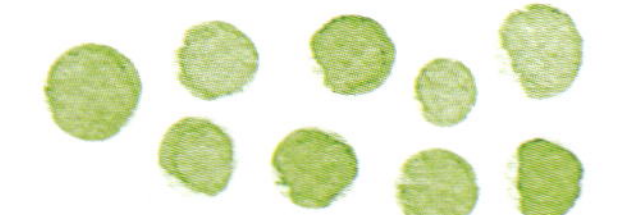

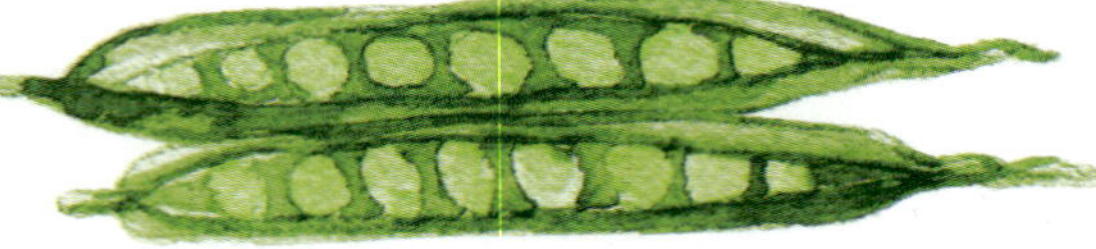

COGUMELOS REFOGADOS COM NIRÁ

200 g de shimeji
200 g de shiitake
600 g de tomates sem pele nem semente
100 g de cebola picada
1 xícara de nirá já limpo
2 dentes de alho amassados
100 ml de vinho branco seco
1 colher de chá de azeite
Pimenta-do-reino
Manjericão a gosto
Sal

Modo de fazer

Refogue o alho e a cebola por 2 minutos em um pouco de azeite. Adicione o nirá e refogue até ficar macio. Acrescente o tomate cortado em cubos, o shiitake fatiado e o shimeji. Cozinhe até os cogumelos ficarem macios. Junte o vinho e as ervas picadas. Deixe por mais 2 minutos no fogo e tempere com sal e pimenta.

NOTAS 15 notas para 4 colheres de sopa

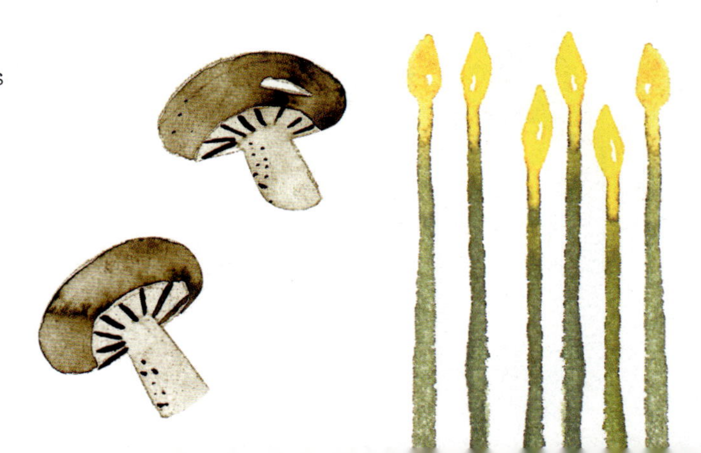

CHARUTINHOS DE REPOLHO RECHEADOS COM RICOTA

4 folhas de repolho cozidas levemente
2 colheres de sobremesa de maionese light
2 colheres de sobremesa de ketchup dietético
1 cebola pequena ralada
70 g de ricota esfarelada
1 colher de sobremesa de vinagre
2 colheres de chá de shoyu

Modo de fazer

Pegue as folhas de repolho cozido, abra, coloque o queijo ricota e enrole em seguida, espetando com um palito. Se preferir, amarre cada rolinho com um ramo de ciboulette. Coloque o vinagre por cima e reserve. Misture a maionese light com a cebola ralada, o ketchup dietético, o molho shoyu e 2 colheres de sopa de água. Jogue a mistura por cima do repolho. Decore com 1 talo de salsinha.

NOTAS 4 porções de 20 notas cada

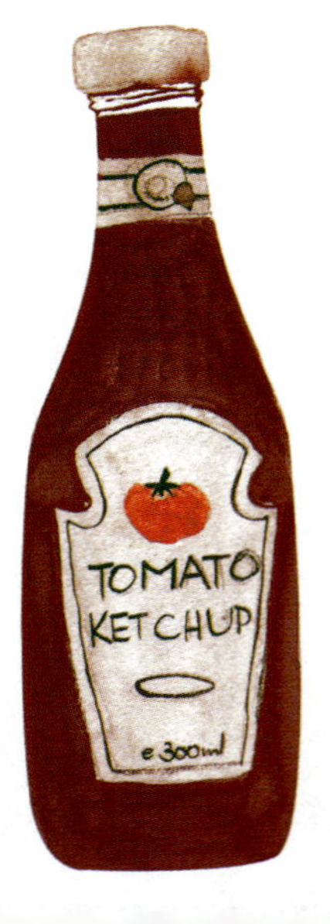

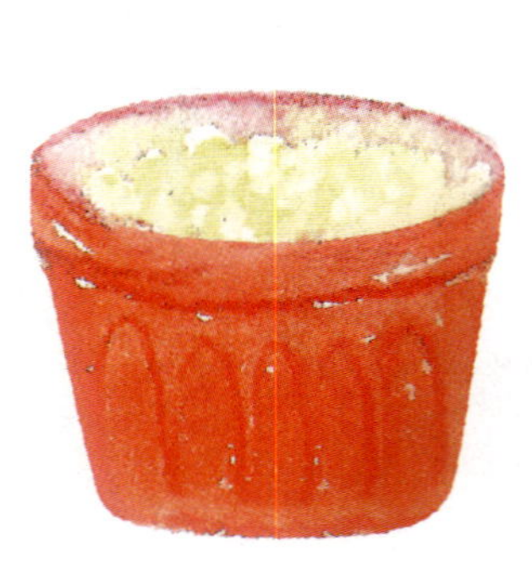

LEGUMES AO CURRY

1 colher de sobremesa de farinha de trigo
1 pitada de pimenta-do-reino
1 colher de café de curry
300 ml de leite desnatado
100 g de cenoura
1 talo de aipo
1 pitada de sal
300 ml de água
1 couve-flor

Modo de fazer

Para o molho: dissolva a farinha de trigo no leite, adicione a água, o curry, sal e pimenta. Mexa bem e leve ao fogo brando por cerca de 10 minutos sem parar de mexer. Cozinhe um pouco os legumes na água com sal, escorra e corte em pedacinhos. Junte então ao molho e cozinhe por mais alguns minutos, até que tudo esteja macio.

NOTAS 2 porções
com 35 notas cada

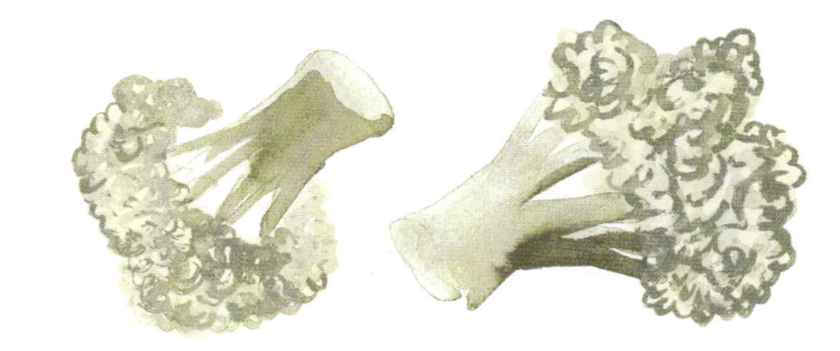

QUIBE DE BERINJELA

2 xícaras de trigo para quibe
2 berinjelas grandes em rodelas
3 colheres de sopa de suco de limão
2 cebolas grandes em pedaços bem pequenos
½ xícara de hortelã picada
1 colher de sopa de noz picada
4 colheres de sopa de azeite
1 colher de chá de pimenta síria
Sal a gosto

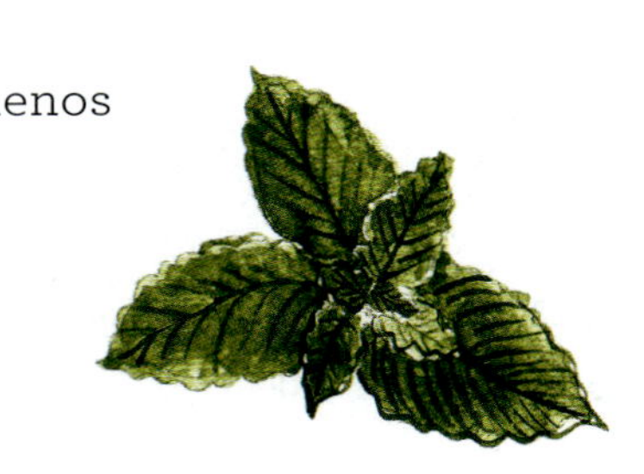

Modo de fazer

Deixe o trigo de molho em uma tigela com 1 litro de água por 30 minutos. Retire, esprema e reserve. Espalhe 1 colher de sopa de sal sobre a berinjela, junto com o suco de limão, e deixe por 15 minutos. Em seguida, lave a berinjela, seque e cozinhe rapidamente em um pouco de água, apenas para amolecer. Depois, bata no processador até obter uma pasta. Reserve uma metade. Misture a metade restante com o trigo espremido, as cebolas, a hortelã, as nozes, 2 colheres do azeite de oliva, a pimenta síria e o sal. Reserve. Em uma panela, aqueça 2 colheres de sopa de azeite e refogue por 5 minutos a berinjela restante. Tempere com sal e retire do fogo. Arrume a metade da massa de berinjela com trigo em uma assadeira, espalhe a berinjela refogada e cubra com a massa restante. Leve ao forno preaquecido em temperatura média (180°C) por 45 minutos ou até a superfície dourar. Retire do forno e corte em pedaços.

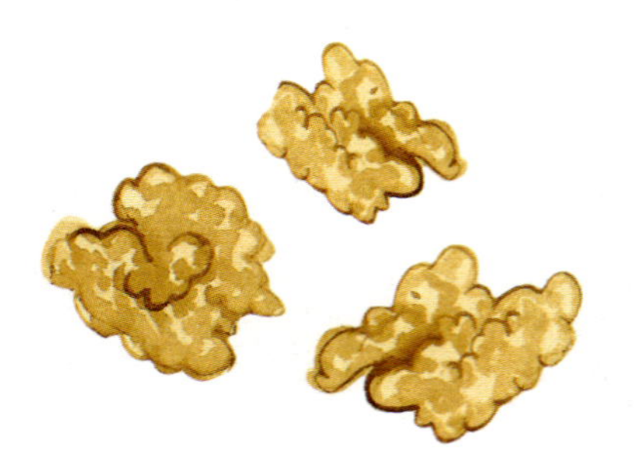

NOTAS cada fatia média tem 85 notas

LASANHA DE ABOBRINHA

½ pacote de lasanha cozida
4 abobrinhas cortadas em fatias longitudinais e finas
1 colher de sopa de azeite
1 cebola ralada
4 xícaras de leite desnatado
150 g de ricota
2 colheres de sopa de requeijão light
3 xícaras de muçarela light ralada
¼ de xícara de queijo parmesão
Salsa a gosto

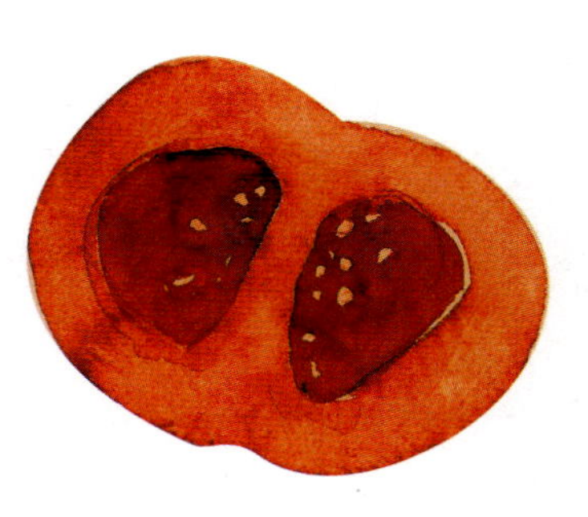

Molho
1 pitada de orégano
1 kg de tomate fresco picado sem semente
2 dentes de alho
Folhas de manjericão
1 colher de sopa de azeite
1 xícara de café de água mineral
Sal a gosto

NOTAS cada colher de sopa rasa possui 35 notas

Modo de fazer

Cozinhe as fatias de abobrinha em água fervente e sal. Retire-as e reserve. Bata no liquidificador o leite, a ricota, o requeijão e a muçarela por 3 minutos. Tempere com um pouco de sal (se quiser, acrescente um pouco de noz-moscada). Reserve. Refogue o alho e a cebola no azeite. Tire do fogo, junte a salsa, acrescente o creme de queijos e mexa. *Molho*: refogue os tomates com azeite, alho, orégano e sal. Acrescente a água, deixe secar um pouco e junte o manjericão. Despeje uma concha de molho de tomate em uma assadeira e forre o fundo com as lâminas de lasanha. Depois, uma concha de molho branco e uma camada de abobrinha. Alterne mais uma vez essas camadas, salpique por fim o parmesão e asse a 220°C por cerca de 20 minutos.

COGUMELOS À SAINT-TROPEZ

1 colher de sopa de salsa e cebolinha picadinhas
10 azeitonas pretas picadas
400 g de cogumelos
300 ml de caldo de legumes sem gordura
Pimenta-do-reino e sal a gosto

Modo de fazer

Lave e enxugue os cogumelos. Coloque em uma panela com o caldo quente e as azeitonas. Cozinhe em fogo brando durante alguns minutos, prove e tempere com sal e pimenta. Na hora de servir, salpique salsa e cebolinha por cima.

NOTAS cada porção
(4 colheres de sopa cheias)
possui 20 notas

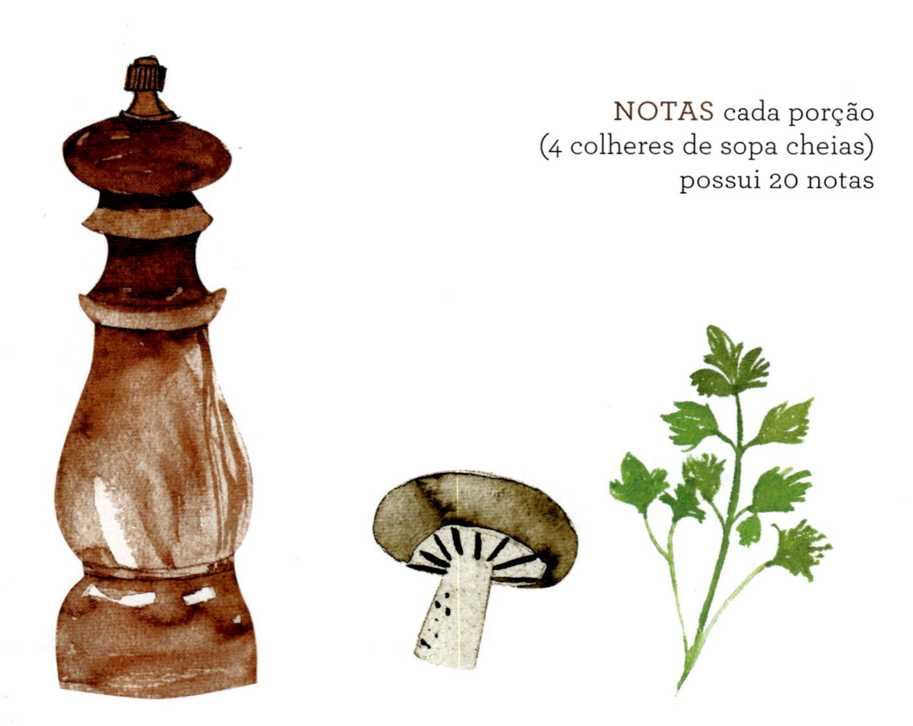

QUINOA COM MANGA E CASTANHA-DO-PARÁ

1 xícara de quinoa em grãos
4 colheres de sopa de coentro picado
1 cebola média picada
1 manga média cortada em cubos
2 colheres de sopa de castanhas-do-pará picadas
Limão e sal a gosto para temperar

Modo de fazer

Ponha a cebola picada de molho em água fria e deixe por 5 minutos. Troque a água e deixe por mais 5 minutos, e então escorra. Esse processo ajuda a tirar o ardor da cebola. Prepare a quinoa seguindo as instruções da embalagem e deixe amornar. Misture todos os ingredientes da salada e sirva a seguir.

NOTAS 40
notas para duas
colheres de sopa

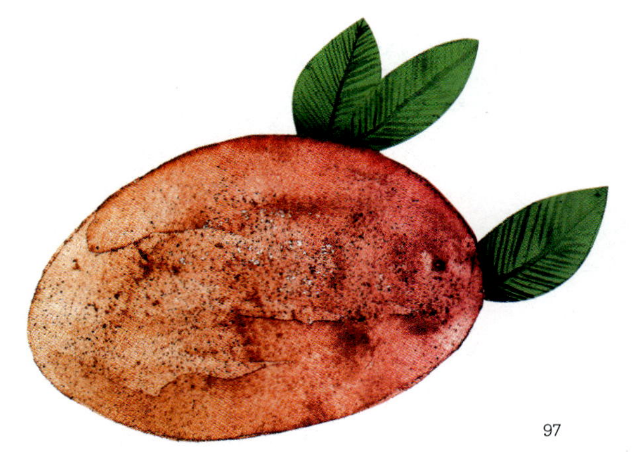

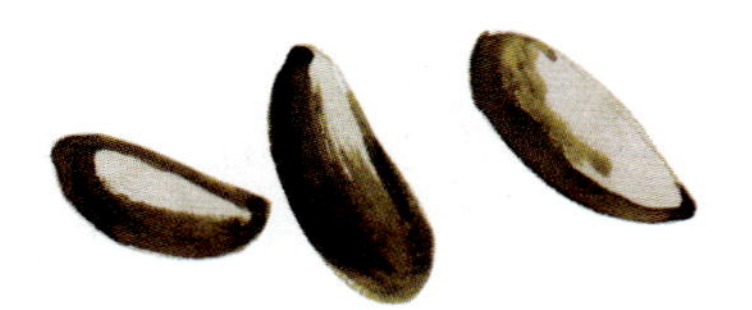

TABULE DE QUINOA E LEGUMES

2 xícaras de quinoa real em grãos
1 cenoura ralada
1 pepino ralado
1 cebola picada
2 talos de salsão picados
1 abobrinha cortada em cubos pequenos
2 tomates cortados em cubos pequenos
1 xícara de azeite de oliva virgem
2 xícaras de salsinha picada
1 pé de alface-americana
Suco de 2 limões
Ramos de manjericão
Sal e pimenta-do-reino a gosto

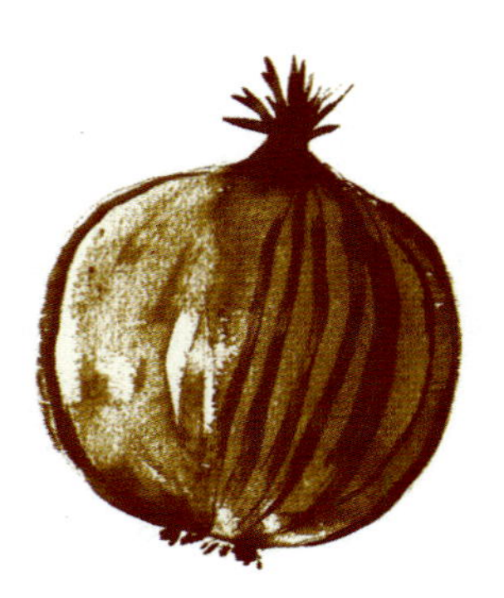

Modo de fazer

Em uma panela, cozinhe os grãos de quinoa em bastante água com sal, até que fiquem macios. Escorra e deixe esfriar. Coloque em uma saladeira a cenoura, o pepino, a cebola, o salsão, a abobrinha e o tomate. Misture e tempere com o sal, o azeite, o suco de limão e a pimenta-do-reino. Adicione a quinoa real, a salsinha e o manjericão e misture. Distribua o tabule dentro das folhas de alface-americana e sirva a seguir.

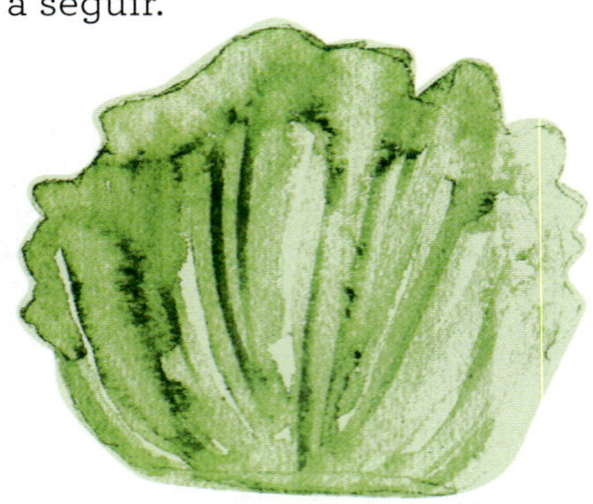

NOTAS 35 notas para 2 colheres de sopa

TORTA DE ESPINAFRE E BRÓCOLIS

½ xícara de quinoa em flocos
½ xícara de farinha de chia
½ xícara de aveia em flocos finos
1 colher de sopa de fermento em pó
4 ovos
½ xícara de óleo de canola
½ xícara de leite desnatado
2 xícaras de folhas de espinafre cozidas
1 xícara de tomate picado
2 colheres de sopa de salsa e cebolinha
1 xícara de cebola picada e refogada
2 xícaras de brócolis cozidos
200 g de ricota
1 pitada de sal e orégano

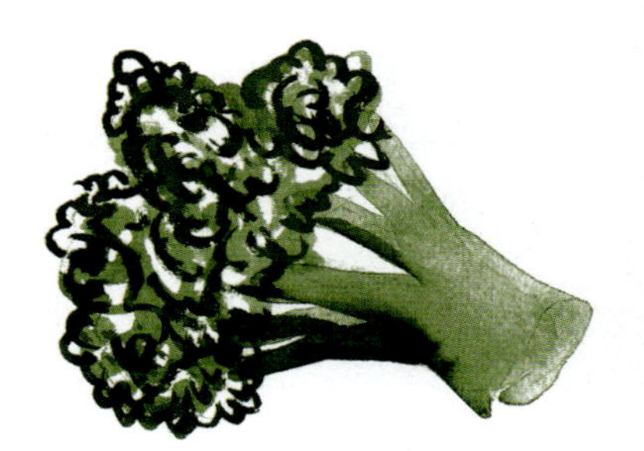

Modo de fazer

Bata o óleo, o leite e os ovos no liquidificador. Em seguida, coloque essa mistura em uma vasilha e adicione os vegetais (todos já previamente cozidos e picados). Acrescente então a parte seca: a quinoa em flocos, a farinha de chia, a aveia em flocos e o fermento em pó. Por fim, ponha a ricota amassada, tempere a mistura com sal e orégano e leve para assar em uma travessa de vidro previamente untada em temperatura média (210°C) por cerca de 30 minutos ou até estar corada e firme.

NOTAS 1 fatia média rende 55 notas

HAMBÚRGUER DE BATATA, CENOURA E ABOBRINHA

1 batata-inglesa média
1 cenoura média
1 abobrinha média
1 gema
5 colheres de sopa de farinha de aveia ou farinha integral
1 colher de sopa de farinha de linhaça
1 ovo (para empanar)
1 xícara de flocos de milho (cornflakes) sem açúcar triturados
1 xícara de óleo de soja para fritar
Sal a gosto

Modo de fazer

Coloque a batata e a cenoura previamente descascadas e picadas em uma panela, cubra com água e cozinhe por 45 minutos, ou até a batata e a cenoura ficarem macias. Nos últimos 5 minutos, adicione a abobrinha, já picada. Retire do fogo e escorra a água. Amasse os legumes com um garfo e então misture com a gema, as farinhas e o sal. Modele a massa em 4 hambúrgueres, passe pelo ovo batido e empane nos flocos de milho triturados. Aqueça o óleo em uma frigideira e frite os hambúrgueres até dourarem.

NOTAS cada unidade média rende 350 notas

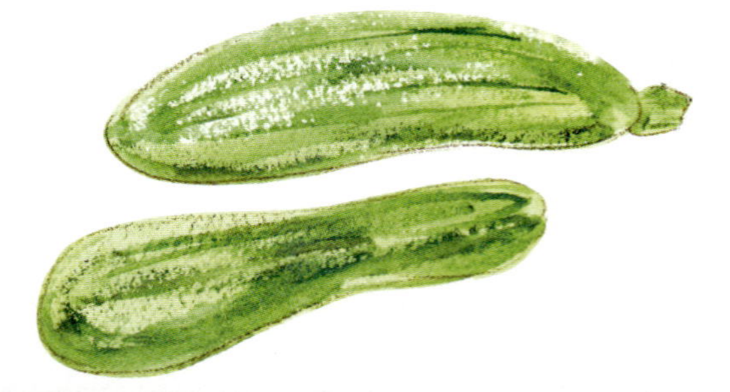

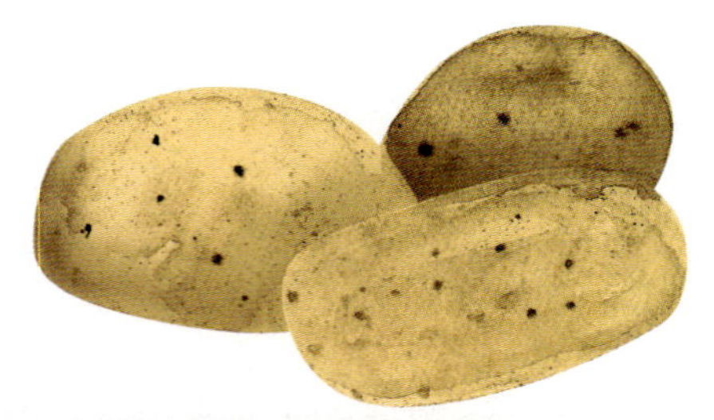

ESPETINHO DE BERINJELA E QUEIJO DE MINAS

1 berinjela pequena e fina, cortada em 8 rodelas de cerca de 2 cm
1 pedaço grande de queijo de minas, cortado em 6 cubos com cerca de 2 cm
6 folhas grandes de manjericão
2 colheres de sopa de azeite de oliva
1 limão
2 espetinhos de madeira
Sal a gosto

Modo de fazer

Coloque as rodelas de berinjela em uma vasilha, cobertas com água e sal e um pouco de limão por cerca de 10 minutos, para retirar o gosto amargo. Escorra bem, seque-as e reserve. Em uma frigideira teflon, coloque o azeite para aquecer e frite as fatias de berinjela até ficarem tostadas e crocantes. Retire do fogo. Coloque as folhas de manjericão na frigideira e esfregue-as rapidamente, apenas para absorverem o sabor do azeite de oliva. Retire e monte cada espetinho da seguinte forma: 1 fatia de berinjela, 1 cubo de queijo de minas, 1 folha de manjericão; repita por 3 vezes essa sequência e finalize com uma fatia de berinjela. Sirva a seguir.

NOTAS cada espetinho possui 30 notas

BATATA ASSADA COM ALECRIM E ALHO-PORÓ

4 batatas médias
2 xícaras de alho-poró fatiado
2 dentes de alho batidinhos
2 colheres de sopa de azeite
1 colher de sopa de alecrim fresco
Sal a gosto

Modo de fazer

Limpe muito bem a batata, para eliminar as impurezas contidas na casca, e cozinhe-as em água e sal até ficarem levemente macias, mas firmes. Retire, escorra e corte-as em rodelas. Misture com os demais ingredientes e coloque para assar em um refratário untado, coberto com papel-alumínio por cerca de 20 minutos, a 180°C. Então, retire o papel e deixe mais um pouco, para dourar.

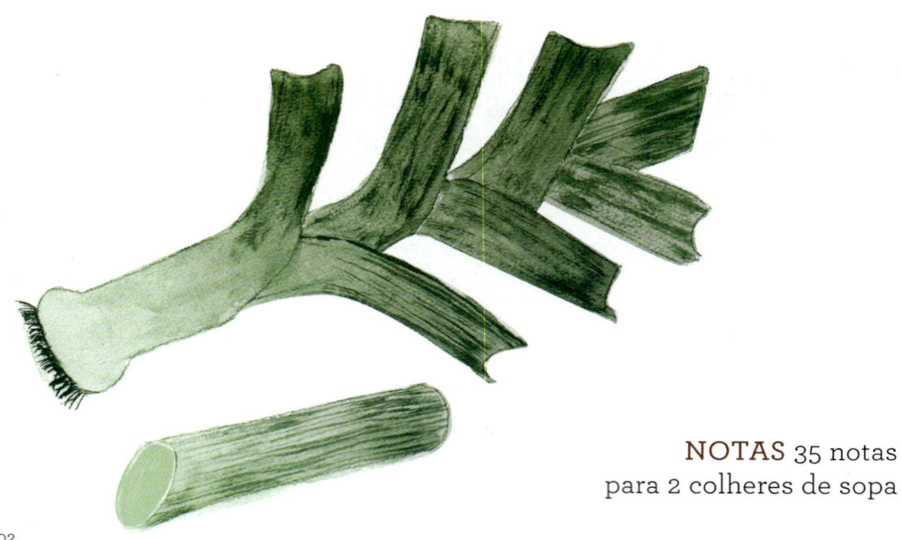

NOTAS 35 notas
para 2 colheres de sopa

BOLINHOS ASSADOS DE ABÓBORA COM TRIGO

3 xícaras de abóbora cozida em água e uma pitada de sal
1 ½ xícara de trigo para quibe, já hidratado
1 cebola média picadinha
2 dentes de alho picadinhos
2 colheres de sopa de azeite
3 colheres de sopa de salsa e cebolinha picadas
3 colheres de sopa de farinha de rosca
Sal a gosto

Modo de fazer

Amasse a abóbora cozida com um garfo e então junte o trigo, a cebola, o alho, a salsa e a cebolinha. Misture bem para incorporar e então acrescente o azeite, a farinha de rosca e o sal. Misture novamente até formar uma massa macia. Faça bolinhos com a massa e disponha-os em uma assadeira previamente untada. Asse em forno preaquecido, a 200°C, por aproximadamente 30 minutos.

NOTAS cada unidade rende 35 notas

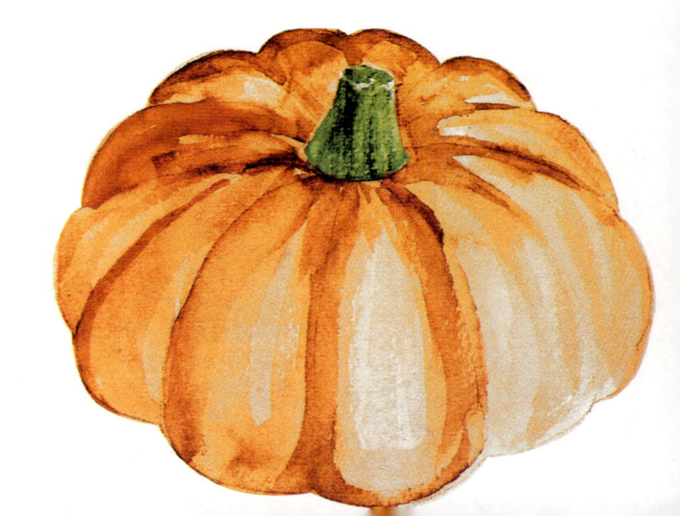

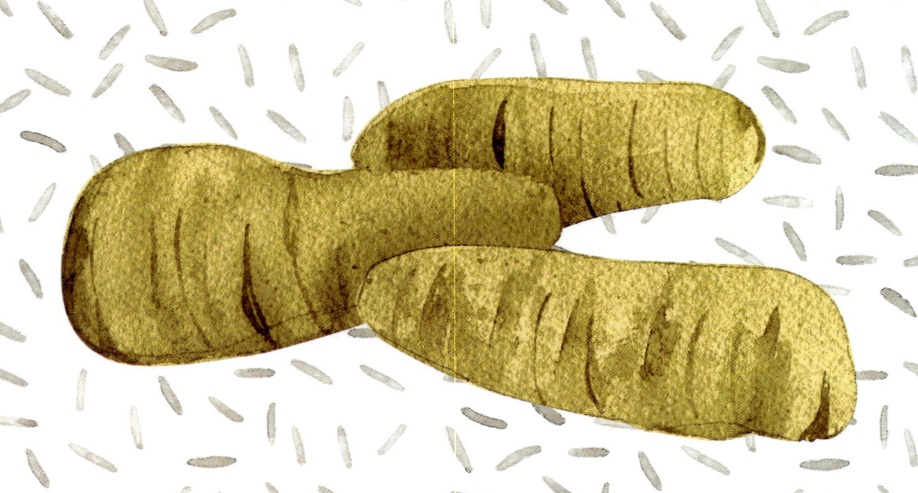

CARBOIDRATOS

Batata & Arroz

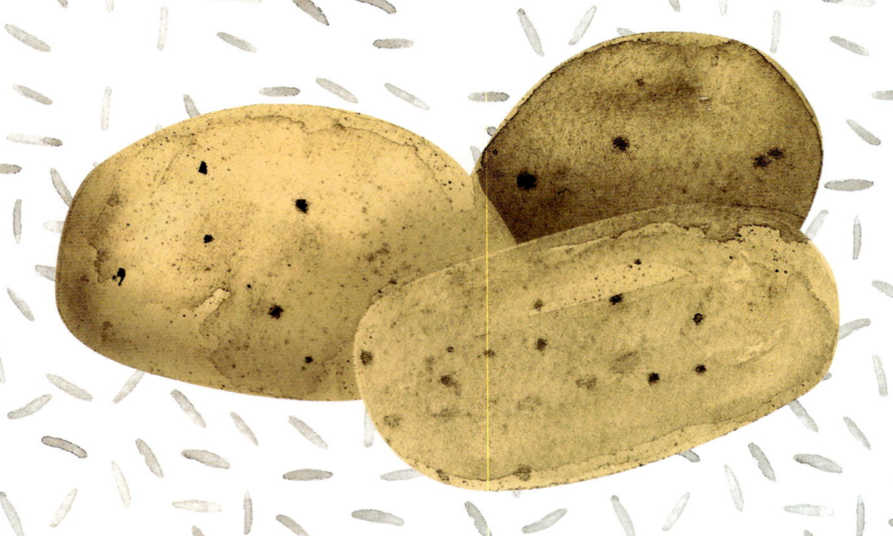

ARROZ DE FORNO

4 colheres de sopa de queijo parmesão
1 xícara de arroz cozido
6 fatias de presunto picado
2 ovos

Modo de fazer

Misture o presunto picado, os ovos batidos com um garfo e o queijo. Acrescente o arroz e misture bem. Coloque em um refratário pequeno e leve ao forno, preaquecido, por 10 minutos.

NOTAS 35 notas para 2 colheres de sopa

ARROZ 7 GRÃOS COM CASTANHA-DO-PARÁ

1 xícara de arroz 7 grãos
2 xícaras de água quente
Sal a gosto
3 colheres de sopa cheias de lascas de castanha-do-pará

Modo de fazer

Prepare o arroz 7 grãos como na embalagem (2 xícaras de água para cada xícara de arroz) e tempere somente com sal. Assim que o arroz estiver pronto, solte-o da panela e misture a castanha-do-pará.

NOTAS 40 notas
para 2 colheres de sopa

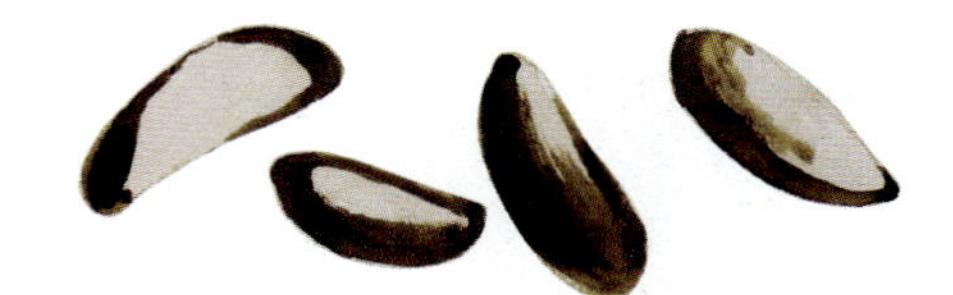

ARROZ DE FRANGO

400 g de arroz tipo agulhinha
2 colheres de sopa de molho de soja
200 g de carne de frango
100 g de ervilhas frescas
200 g de carne bovina
2 dentes de alho picados
100 g de cogumelos
Tomilho, orégano e alecrim macerados, a gosto
1 cebola picada
Cheiro-verde a gosto
Água quente o quanto baste

Modo de fazer

Corte as carnes em cubos pequenos e coloque todas para fritar na mesma panela até ficarem douradas. Adicione a cebola e o alho e refogue novamente, misturando as carnes. Acrescente o arroz e frite-o junto com todos os ingredientes. Em seguida, junte os temperos macerados, os cogumelos e as ervilhas. Junte também o molho de soja. Tempere a gosto e junte a água quente, até ficar aproximadamente dois dedos acima dos ingredientes. Deixe cozinhar até o arroz ficar soltinho. Na hora de servir, coloque o cheiro-verde picado por cima das porções.

NOTAS cada colher de sopa rasa tem 30 notas

ARROZ COM LEGUMES

1 xícara de arroz branco
1 cebola média picada
1 tomate médio picado, sem as sementes
1 colher de sopa de azeite de oliva
2 colheres de sopa de salsa e cebolinha picadas
1 tablete de caldo de legumes sem gordura
1 xícara de cenoura cozida al dente
1 xícara de brócolis cozidos al dente
½ xícara de milho-verde em conserva
½ xícara de ervilha em conserva
1 pires de azeitonas pretas cortadas em lascas
1 colher de sopa de muçarela ralada no ralo grosso
1 colher de sopa de provolone ralado no ralo grosso
Salsinha para enfeitar
Sal a gosto

Modo de fazer

Lave o arroz e deixe escorrer sobre uma peneira. Aqueça o azeite e refogue a cebola. Misture o arroz, o tablete de caldo de legumes, 3 xícaras de água e sal a gosto. Quando o arroz estiver quase pronto (faltando uns 5 minutos para o fim), retire do fogo e adicione o tomate, a salsa, a cebolinha, o milho, a ervilha, a cenoura, os brócolis e as azeitonas. Deixe cozinhar até o arroz ficar no ponto. Retire-o, coloque-o em uma travessa e polvilhe o provolone e a muçarela. Mexa com cuidado para que o queijo derreta e sirva imediatamente.

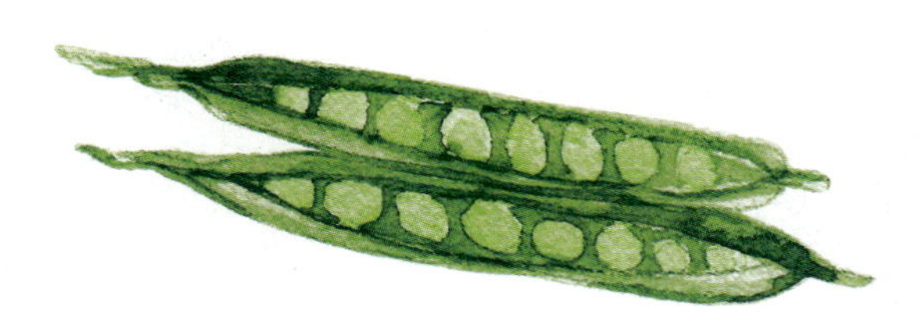

NOTAS 35 notas para cada 2 colheres de sopa

ARROZ COM LINGUIÇA DE FRANGO E REPOLHO

1 colher de sopa de margarina ou manteiga
1 cebola média picada
200 g de linguiça de frango cortada em rodelas
2 xícaras de repolho cortado em tiras não muito finas
1 tablete de caldo de frango sem gordura
1 xícara de arroz
3 xícaras de água fervente

Modo de fazer

Em uma panela média, coloque a margarina e leve ao fogo alto para derreter. Junte a cebola e doure até ficar transparente. Acrescente a linguiça e o repolho e refogue por mais 5 minutos. Acrescente o arroz, mexa e adicione a água e o tablete de caldo de frango. Deixe cozinhar em fogo médio, com a panela semitampada, até que a água seque e o arroz esteja no ponto.

NOTAS 35 notas para cada 2 colheres de sopa

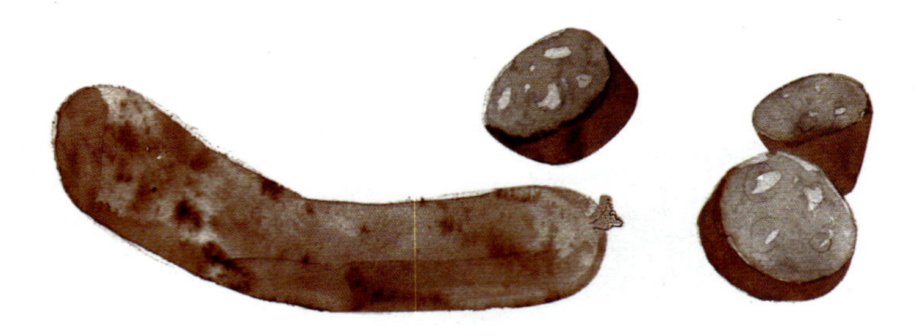

ARROZ COM COCO E GENGIBRE

2 colheres de sopa de óleo
1 cebola grande picada
1 colher de chá de gengibre ralado
2 xícaras de arroz
3 xícaras de água fervente
1 vidro (200 ml) de leite de coco light
½ xícara de coco seco ralado
2 colheres de sopa de coentro fresco picado
Sal a gosto

Modo de fazer

Em uma panela, aqueça o óleo em fogo médio e doure a cebola até ficar macia. Junte o arroz e refogue até que fique com uma cor translúcida (ou transparente). Junte o gengibre, refogue por 1 minuto e acrescente a água quente e o leite de coco. Abaixe o fogo, acrescente o sal e prove para ver se está a seu gosto. Deixe cozinhar com a panela semitampada até que todo o líquido evapore e o arroz esteja cozido. Enquanto isso, reidrate o coco, deixando-o de molho em 3 colheres de sopa de água morna. Retire o arroz do fogo e passe para uma travessa. Acrescente o coco ralado e o coentro, misturando bem, com o auxílio de 2 colheres de sopa grandes, para que os sabores se incorporem por completo. Sirva a seguir.

NOTAS 35 notas para cada 2 colheres de sopa

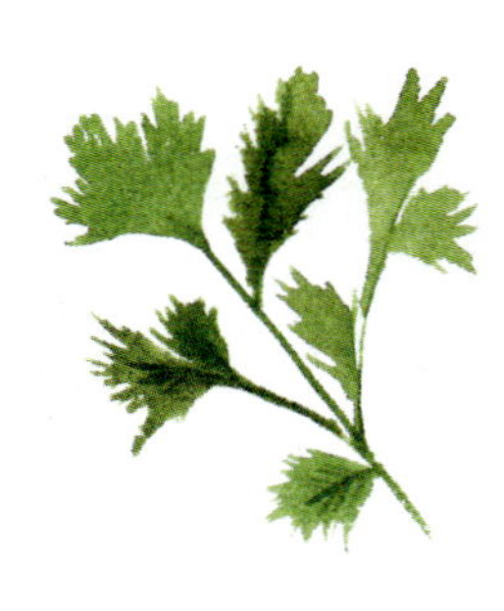

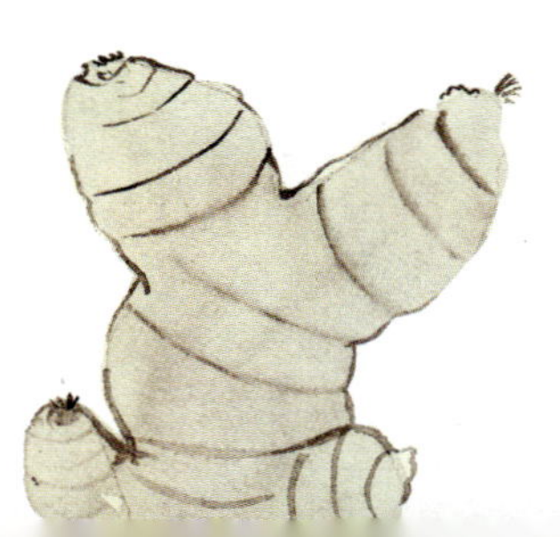

BATATA ASSADA COM REQUEIJÃO

6 batatas grandes com casca
6 colheres de sopa de requeijão light
6 colheres de sopa de cebolinha picada
Sal a gosto

Modo de fazer

Lave e higienize muito bem as batatas e, com um garfo, faça alguns furos ao redor. Enrole cada batata em papel-alumínio e leve para assar por cerca de 1 hora. Retire do forno e abra com cuidado. Corte cada batata ao meio, coloque o sal, recheie com 1 colher de sopa de requeijão e polvilhe com cebolinha. Retire e sirva no próprio papel.

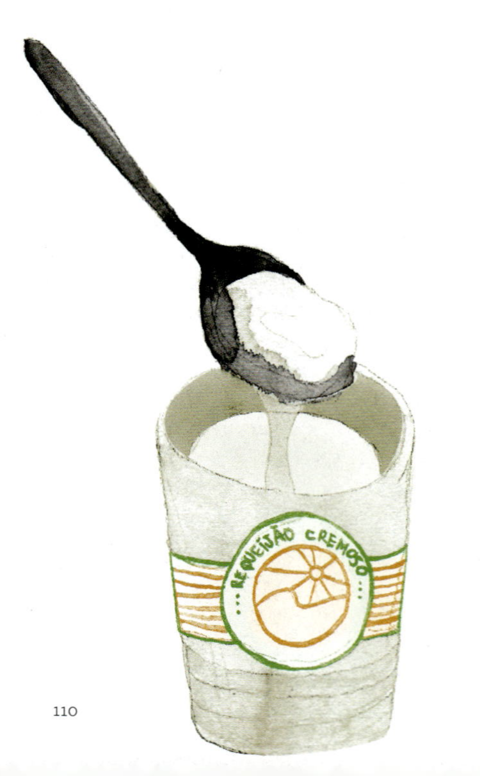

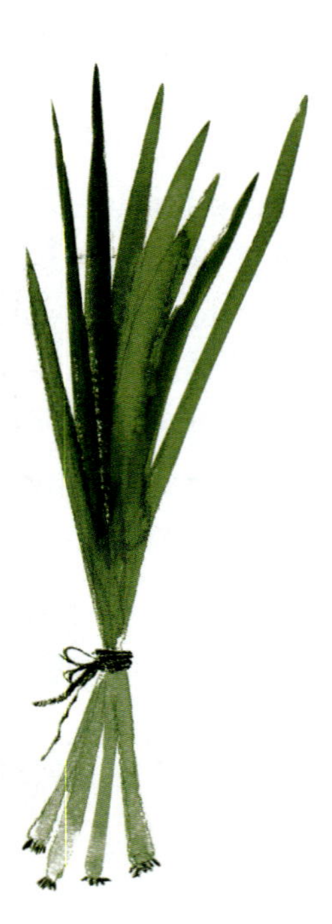

NOTAS rende 6 porções de 100 notas cada

BATATAS AO FORNO COM ALECRIM E SAL GROSSO

4 batatas-inglesas médias, com casca
2 ramos de alecrim fresco
2 colheres de sopa de azeite
Sal grosso a gosto

Modo de fazer

Higienize muito bem as batatas, lavando-as em água corrente e com a ajuda de uma escovinha, para retirar as impurezas que podem ficar presas à casca. Seque-as muito bem e então as corte em palitos com a espessura de aproximadamente um dedo. Então coloque os palitos em uma panela com água e leve ao fogo. Assim que começar a ferver, deixe cozinhando por apenas 5 minutos. Retire as batatas do fogo e coloque-as em um escorredor, para sair toda a água. Espalhe as batatas sobre uma assadeira antiaderente e cubra-as com o alecrim, o azeite e o sal grosso. Leve ao forno preaquecido a 200°C e deixe corar por 40 minutos.

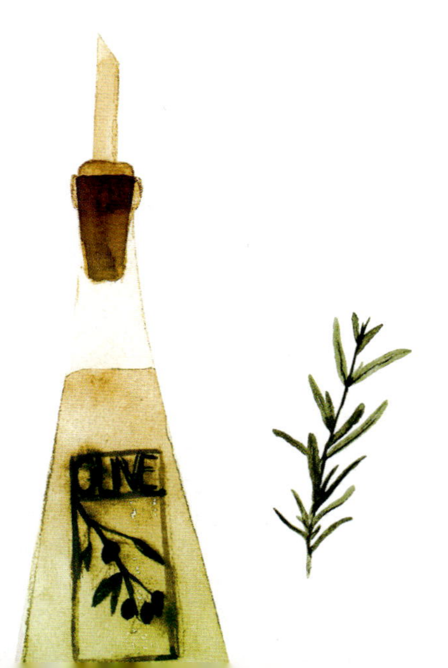

NOTAS rende 4 porções de 50 notas cada

CHIPS DE BATATA LIGHT

1 colher de sopa de óleo
1 batata grande
½ colher de chá de sal

Modo de fazer

Descasque e lave bem a batata. Então, corte-a em fatias bem finas. Despeje a colher de sopa de óleo em um saco plástico próprio para alimentos (sacos para congelar) e acrescente as fatias de batata. Feche o saco com a mão e sacuda para misturar bem. Unte levemente um prato raso com óleo e arrume as fatias de batata uma ao lado da outra, formando uma única camada. Leve ao micro-ondas por 3 a 5 minutos ou até dourarem levemente. O tempo de duração no micro-ondas vai depender da potência do aparelho, portanto é importante acompanhar o processo, abrindo o micro-ondas de vez em quando e verificando a consistência dos chips, até ficarem crocantes. Retire do forno e tempere com sal a gosto. Repita o procedimento com todas as fatias de batata.

NOTAS rende
1 porção com 95 notas

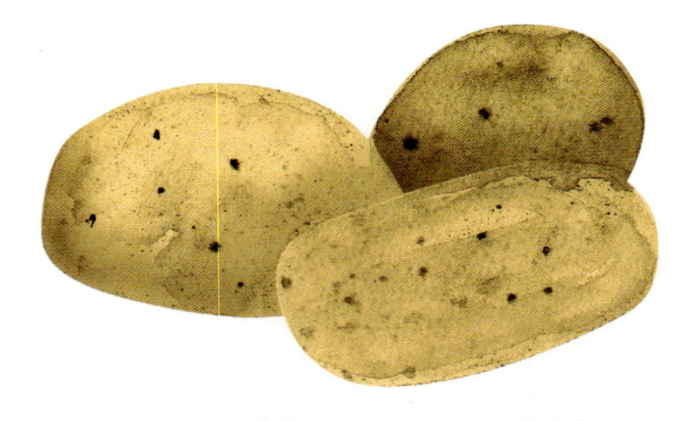

ESCONDIDINHO DE BATATA-BAROA

6 batatas-baroas
½ xícara de leite desnatado (para o purê)
2 dentes de alho amassados
3 colheres de sopa de manteiga
100 g de cream cheese light
¼ de xícara de leite desnatado (para o recheio)
2 colheres de sopa de queijo parmesão ralado
2 colheres de sopa cheias de cebolinha picada
1 ovo para pincelar
Sal a gosto

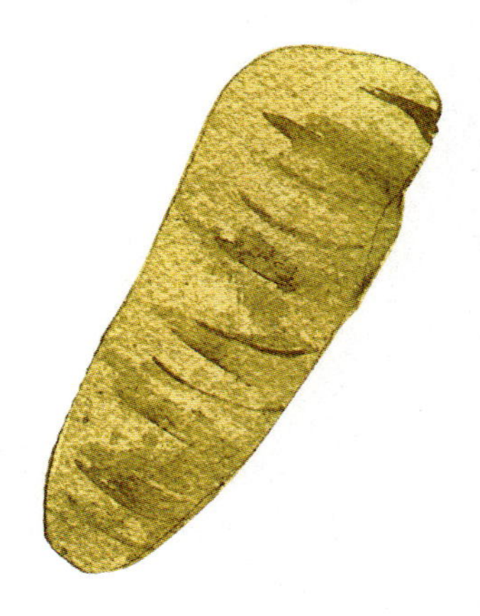

Modo de fazer

Purê: descasque e cozinhe as batatas em água e sal até ficarem macias. Então as retire da panela e passe em um espremedor. Reserve. Em uma panela, doure o alho e junte as batatas, mexendo sempre. Vá acrescentando aos poucos o leite desnatado, sem deixar de mexer, até ficar cremoso. Veja o teor do sal e, se achar necessário, acrescente mais um pouco. *Recheio*: com um mixer, misture o cream cheese com o leite desnatado para que fique bem cremoso. Acrescente a cebolinha e mexa com um garfo. Reserve. Unte uma travessa de vidro refratário com um pouco de manteiga e espalhe metade do purê. Coloque o recheio, salpique o queijo parmesão e cubra com o resto do purê. À parte, bata o ovo com um garfo para incorporar a clara e a gema. Com a ajuda de um pincel, espalhe-o delicadamente sobre a última camada de purê. Leve ao forno médio preaquecido por aproximadamente 15 minutos.

NOTAS rende 4 porções de 140 notas

CARBOIDRATOS

Massas

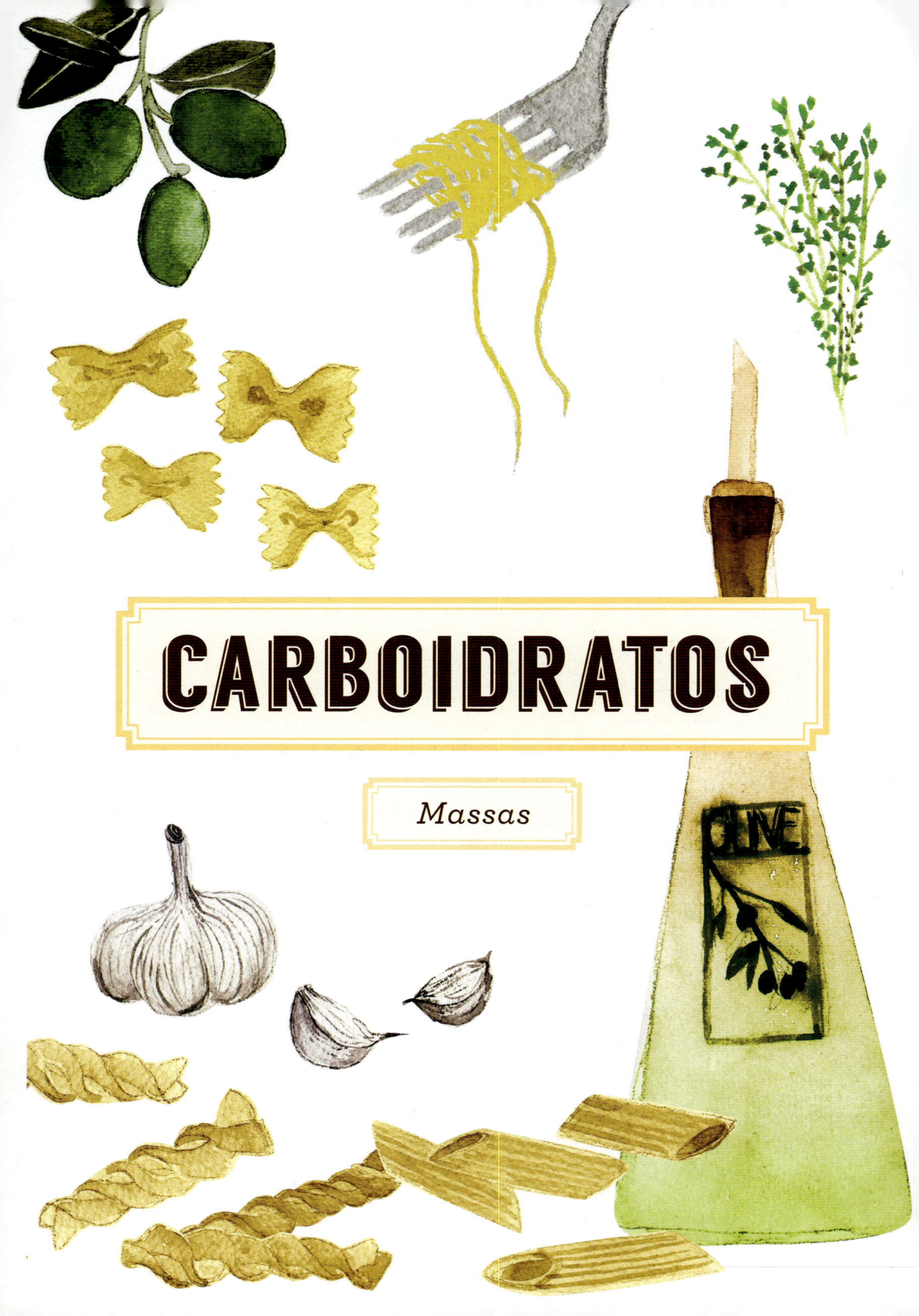

ESPAGUETE COM COGUMELOS

2 colheres de chá de azeite
1 cebola picada
1 xícara de cogumelos-de-paris, picados
500 g de tomate sem pele e sem sementes em cubos
½ xícara de caldo de legumes sem gordura
½ xícara de azeitonas pretas picadas
500 g de espaguete cozido al dente
Sal e pimenta a gosto
2 colheres de sopa de salsinha picada

Modo de fazer

Em uma frigideira, aqueça o azeite, doure a cebola e refogue o cogumelo e o tomate. Junte o caldo e cozinhe por 4 minutos em fogo baixo. Desligue, junte a azeitona e envolva o espaguete. Tempere com sal e pimenta a gosto. Na hora de servir, decore com a salsinha picada.

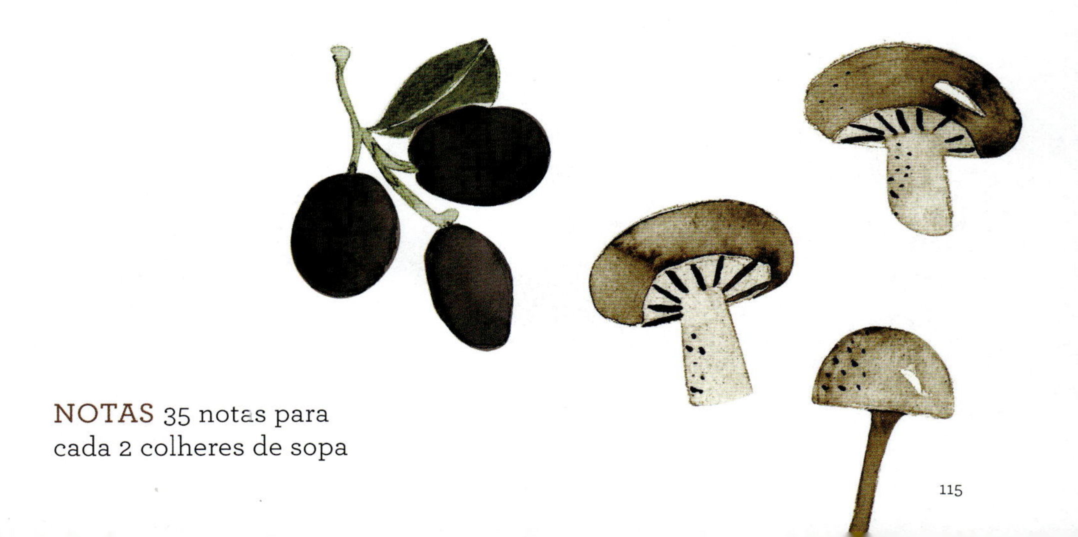

NOTAS 35 notas para cada 2 colheres de sopa

FUSILLI COM NOZES E QUEIJO DE MINAS

250 g de fusilli (macarrão tipo parafuso) já preparado
½ xícara de molho de tomate
3 colheres de sopa de nozes
250 g de queijo de minas frescal cortado em cubos

Modo de fazer

Em uma panela, aqueça o molho de tomate peneirado. Junte as nozes e o queijo e misture aos poucos. Deixe cozinhar por 5 minutos. Adicione o fusilli ao molho delicadamente, para aquecer e incorporar. Sirva imediatamente.

NOTAS 40 notas para cada 2 colheres de sopa

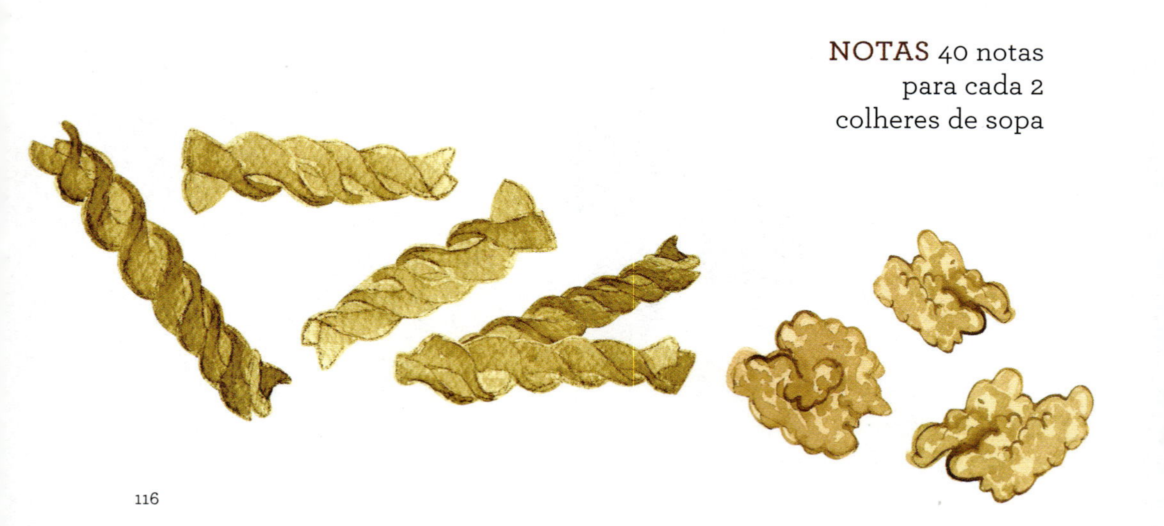

ESPAGUETE COM LINGUIÇA

2 xícaras de espaguete já cozido
3 linguiças de frango cortadas em rodelas
1 xícara de molho de tomate
1 cebola cortada em cubinhos
1 colher de sopa de folhas de manjericão picadas
Sal a gosto

Modo de fazer

Coloque a cebola e a linguiça em uma frigideira antiaderente para fritar. Acrescente o molho de tomate, junte o espaguete e deixe incorporar e aquecer bem. Retire do fogo, salpique as folhas de manjericão e sirva a seguir.

NOTAS rende 1 porção
com 120 notas

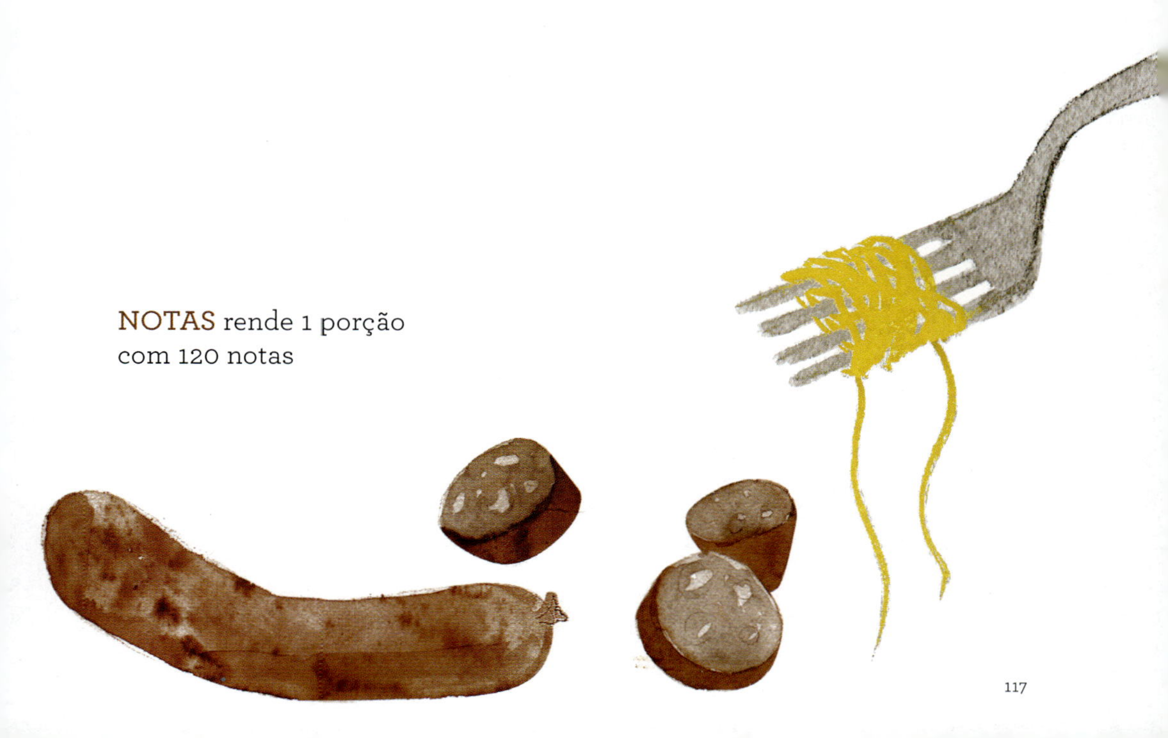

PENNE DI CAPRI

1 cebola picada
4 dentes de alho
2 colheres de sopa de azeite
1 berinjela em cubos médios
1 abobrinha em cubos médios
3 tomates em cubos médios
300 g de camarão cinza limpo
Sal, manjericão e orégano a gosto
200 g de ricota defumada cortada em cubos médios
4 xícaras de penne cozido

Modo de fazer

Refogue a cebola e o alho no azeite e junte os vegetais. Quando começar a amolecer, junte o camarão e o sal. Deixe mais 5 minutos e adicione as ervas e a ricota. Misture o macarrão e sirva.

NOTAS
4 porções de 140 notas cada

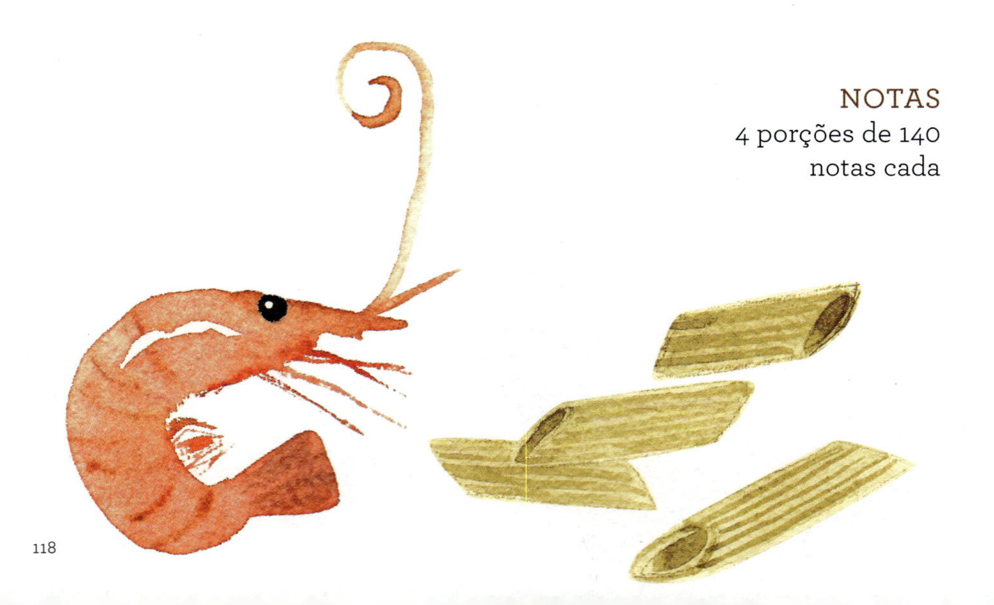

MACARRÃO COM LEGUMES

½ pacote de macarrão de sua preferência cozido al dente
1 cebola média cortada em fatias
1 cenoura média cortada em rodelas
2 colheres de sopa de salsa e cebolinha picadas
2 xícaras de folhas de repolho rasgadas em pedaços
3 xícaras de folhas de agrião
3 colheres de sopa de óleo
Pimenta-do-reino moída a gosto
Sal a gosto

Modo de fazer

Em uma frigideira grande, aqueça o óleo e frite a cebola até ficar dourada. Acrescente o sal e coloque a cenoura. Misture bem, abaixe o fogo e deixe por cerca de 3 minutos. Acrescente a cebolinha picada e em seguida o repolho. Deixe cozinhar até que os legumes estejam macios, porém firmes. Junte por fim o agrião, mexa tudo e desligue o fogo. Derrame o macarrão sobre os legumes e misture bem, para incorporar. Coloque o macarrão em uma travessa, polvilhe a salsa picada por cima e sirva a seguir.

NOTAS rende 4 porções
com 155 notas

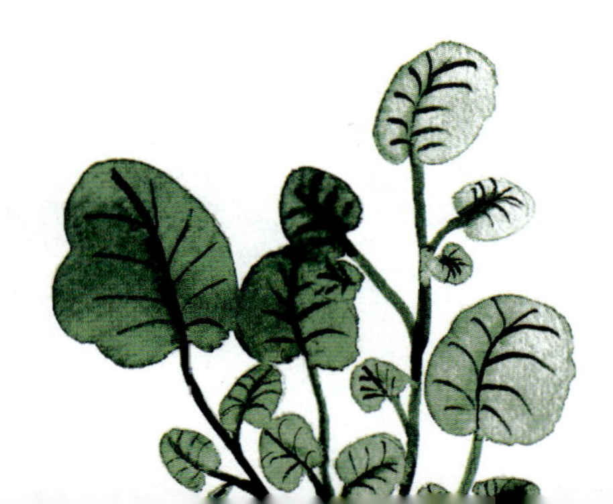

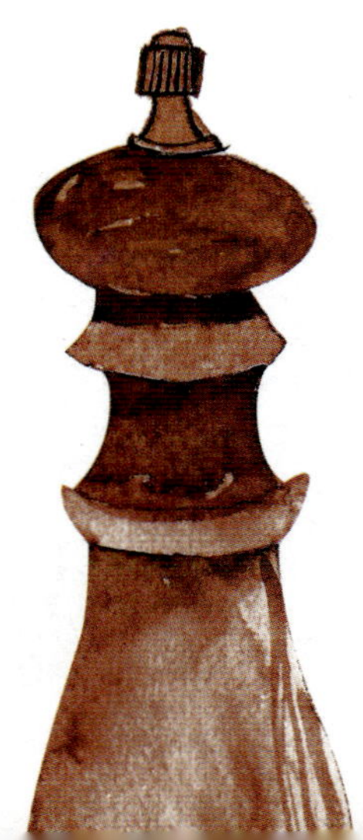

MASSA COM RÚCULA, TOMATE SECO E MUÇARELA DE BÚFALA

250 g de espaguete
150 g de tomate seco
200 g de muçarela de búfala
1 xícara de rúcula picada
2 dentes de alho cortados em lascas finas
1 cebola pequena ralada
1 colher de sopa de azeite extravirgem
1 colher de sobremesa de manteiga

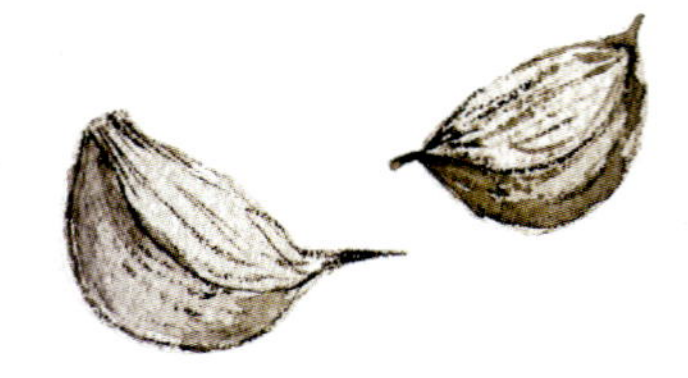

Modo de fazer

Prepare o macarrão, cozinhando-o em 2 litros de água com sal. Enquanto isso, higienize a rúcula, rasgue-a em pedaços grandes e reserve. Corte os tomates secos em tiras e faça o mesmo com a muçarela. Reserve. Em uma panela funda, frite a cebola e o alho em uma colher de sopa de azeite. Quando estiverem dourados, acrescente a rúcula, mexa rapidamente e reserve. Quando o macarrão estiver al dente, retire-o e escorra. Devolva-o à panela do cozimento, acrescente a manteiga e mexa bem até derreter. Acrescente a rúcula refogada, o tomate seco picado e a muçarela de búfala picada. Leve a panela de volta ao fogo por 1 ou 2 minutos, apenas para aquecer.

NOTAS rende 4 porções com 140 notas

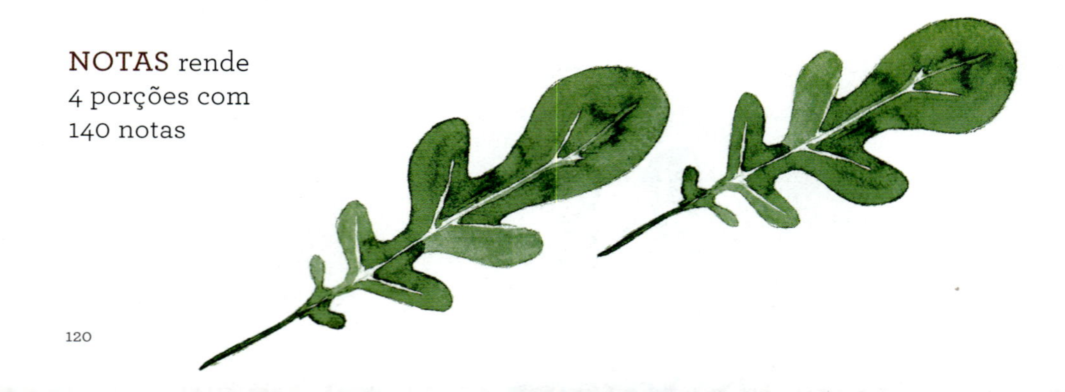

FARFALLE COM SALMÃO E VEGETAIS

200 g de salmão cortado em cubos médios
1 colher de chá de gengibre
2 dentes de alho amassados
60 ml de vinho branco
2 colheres de chá de azeite
1 xícara de brócolis
1 xícara de abóbora japonesa em cubos médios
2 tomates picados, sem pele e sem sementes
1 colher de sopa de cebolinha verde picada
2 xícaras de farfalle cozido
1 colher de sopa de sementes de girassol torradas
Sal a gosto

Modo de fazer

Em uma frigideira aquecida, coloque o salmão, deixe secar um pouco e acrescente o alho, o gengibre e regue com o vinho. Em uma panela aquecida com o azeite, acrescente a abóbora, os brócolis e refogue. Adicione os tomates e deixe cozinhar. Adicione o sal e o macarrão, misture e acrescente o salmão e a cebolinha. Salpique as sementes de girassol torradas.

NOTAS rende 2 porções de 100 notas cada

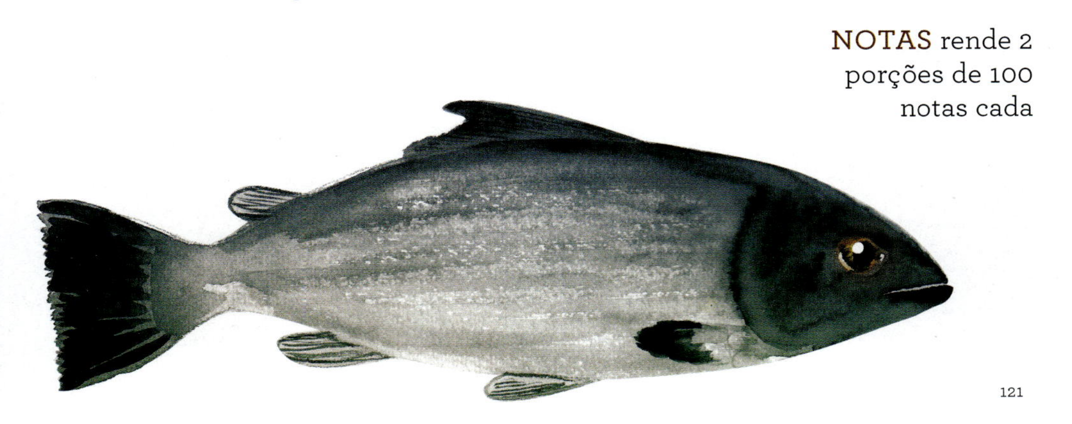

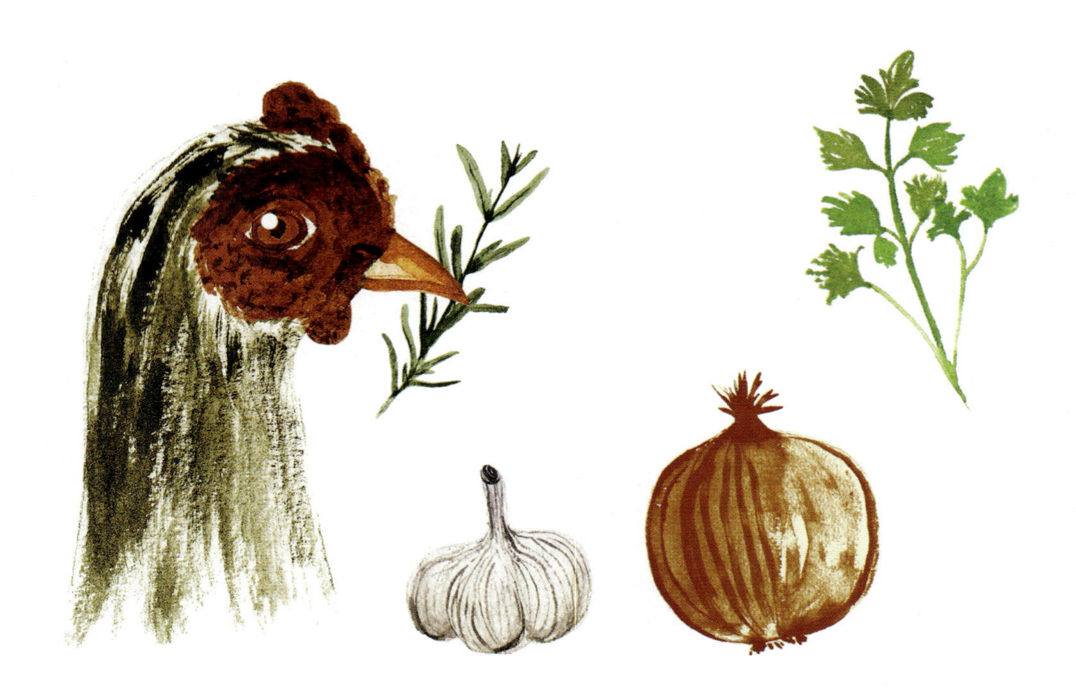

PROTEÍNAS

Aves

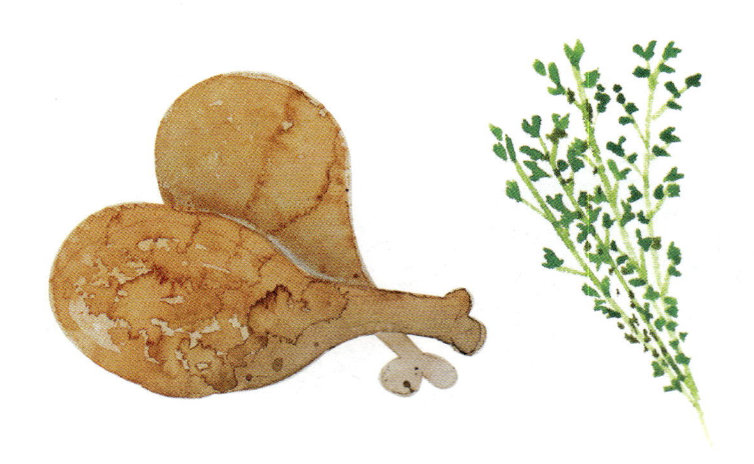

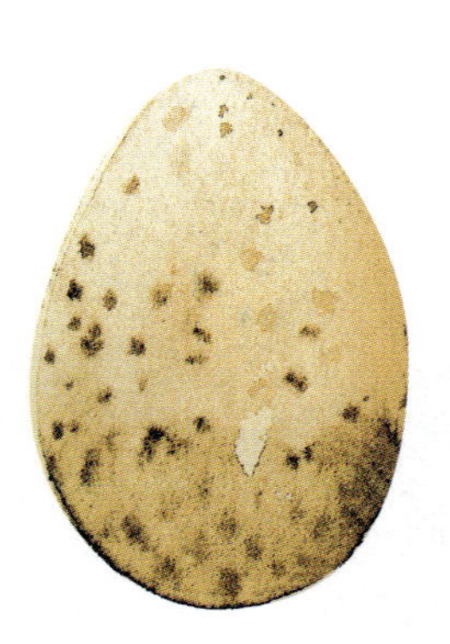

FRANGO ASSADO ESPECIAL

8 sobrecoxas de frango sem pele e sem osso
4 colheres de sopa de molho shoyu
1 limão
2 colheres de chá de azeite extravirgem
Alho, pimenta-do-reino, cominho, alecrim e sal

Modo de fazer

Lave os pedaços de frango com água quente, escorra e passe neles o limão espremido. Misture o alho amassado com o sal, pimenta-do-reino, alecrim e cominho e esfregue em todo o frango. Deixe tomar gosto por cerca de 1 hora no mínimo. Coloque os pedaços de frango numa assadeira e reserve. Misture o shoyu com o azeite e besunte os pedaços de frango. Cubra com papel-alumínio e asse em forno médio até ficarem levemente cozidos. Retire o papel-alumínio, aumente o forno e deixe por mais alguns minutos para dourar por fora. O frango não deve ser comido muito seco, porque o sabor está todo no suco que ele gera.

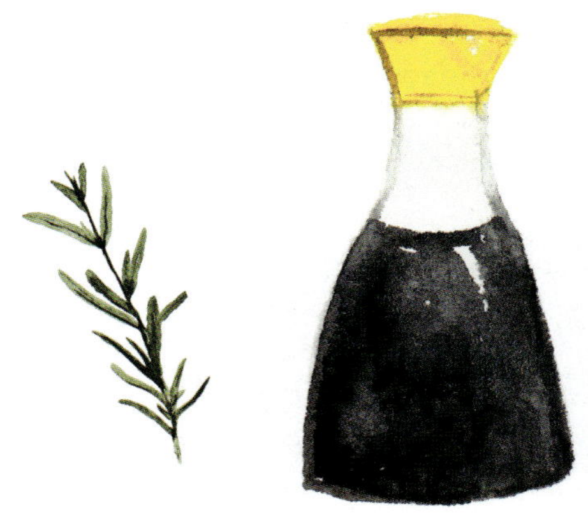

NOTAS rende 8 porções de 50 notas cada

OMELETE DE CLARAS

4 claras
1 colher de sopa de leite desnatado
1 tomate picado, sem semente
4 colheres de sopa de abobrinha ralada
Sal e pimenta a gosto
1 colher de sopa de cebola
1 colher de sopa de salsa picada
1 fatia média de queijo de minas light ralado
1 colher de chá de azeite para untar a frigideira

Modo de fazer

Bata 1 clara em neve e reserve. Junte as outras 3 claras com o leite, o tomate, a abobrinha, o sal, a pimenta, a cebola, a salsa e o queijo. Adicione delicadamente as claras a essa mistura. Unte uma frigideira antiaderente com azeite ou margarina e leve ao fogo para esquentar. Quando estiver quente despeje a mistura e frite; primeiro um lado, delicadamente, e depois o outro.

NOTAS 50 unidades
com 20 notas cada

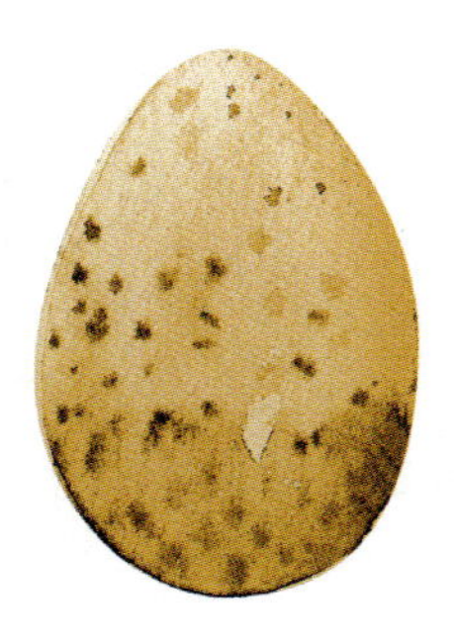

FRANGO À MILANESA LIGHT

4 filés de peito de frango
2 dentes de alho amassados
Sal a gosto
1 colher de sopa de suco de limão
2 colheres de sopa de maionese light
½ xícara de chá de farinha de rosca
½ xícara de chá de aveia

Modo de fazer

Misture a farinha de rosca com a aveia e reserve. Tempere os filés de frango com alho, sal e limão. Passe-os pela maionese e em seguida envolva-os na mistura de farinha e aveia. Coloque numa assadeira previamente coberta com papel-alumínio e asse em forno médio por cerca de 15 minutos. Vire os filés, deixe por mais 10 minutos e retire do forno.

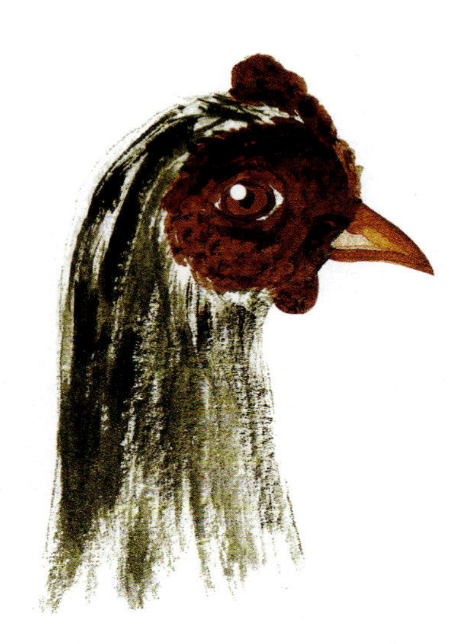

NOTAS rende 4 porções com 80 notas cada

MAIONESE DE PERU

160 g de peito de peru defumado
2 fatias de abacaxi
2 colheres de sobremesa de passas sem caroço
1 colher de sopa de maionese light
2 colheres de sopa de ervilha
2 colheres de sopa de palmito picado
2 colheres de sopa de cenoura ralada
1 colher de sopa de milho em conserva
2 colheres de sopa de cebola ralada
Alface-crespa roxa para a base
Cebolinha picada para enfeitar

Modo de fazer

Corte o peru em fatias finas e misture com o abacaxi picado, as passas, a ervilha, o milho, o palmito, a cenoura, a maionese light e a cebola ralada. Deixe na geladeira por 5 minutos. Faça uma cama com a alface e cubra com a salada. Enfeite com a cebolinha picada.

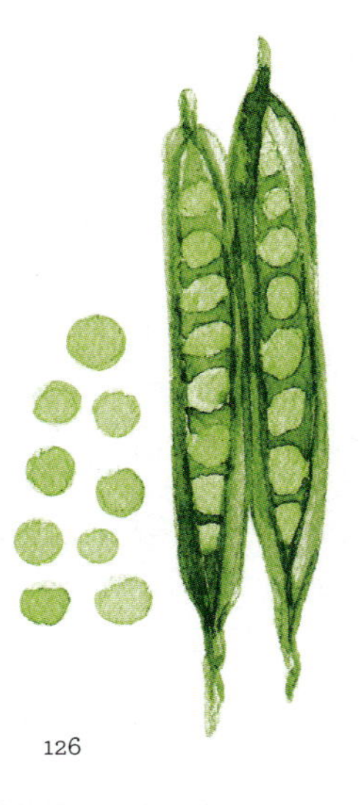

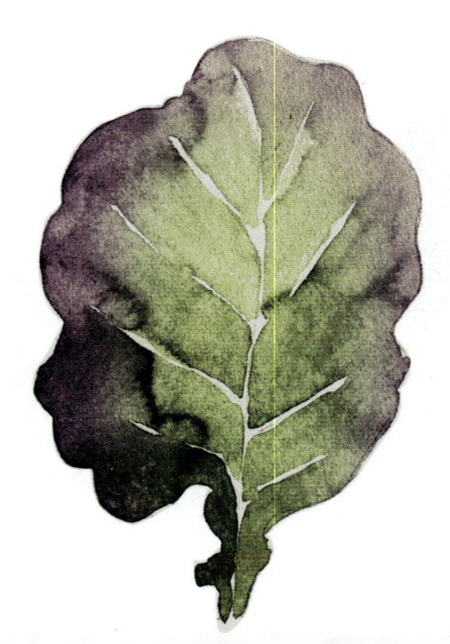

NOTAS rende 3 porções com 55 notas cada

FRANGO COM MOSTARDA

6 pedaços de frango (peito ou sobrecoxa) sem pele
300 ml de água
1 colher de sopa de vinagre
300 ml de suco de tomate
1 colher de café de molho inglês
½ colher de sobremesa de mostarda
1 colher de café de páprica
4 cebolas grandes batidinhas
1 dente de alho socado
Pimenta-do-reino a gosto
Sal a gosto

Modo de fazer

Misture numa panela água, vinagre, suco de tomate, molho inglês, mostarda, páprica, sal, pimenta, alho e cebolas. Leve ao fogo e, quando ferver, despeje num pirex. Acrescente o frango cortado em pedaços e leve ao forno quente. Depois de 15 minutos diminua o calor e deixe no forno por mais 1 hora aproximadamente, até o frango ficar macio.

NOTAS rende
6 porções de
50 notas cada

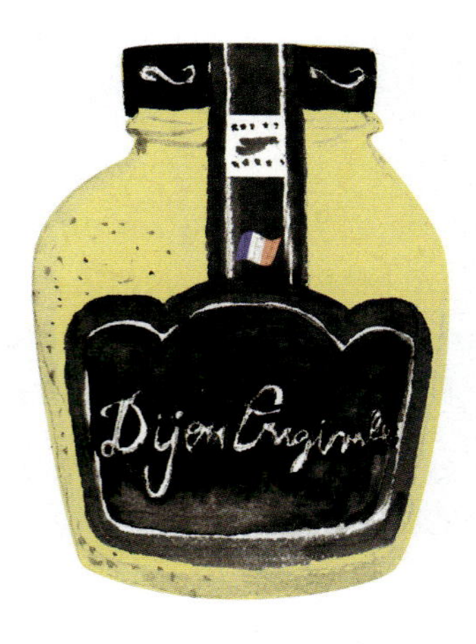

GALINHADA

1 galinha de 2 kg cortada em pedaços
Sal e pimenta a gosto
2 colheres de sopa de suco de limão
1 pimentão vermelho pequeno picado
1 dente de alho espremido
2 cebolas pequenas picadas
4 tomates cortados em cubos
1 xícara de água
2 colheres de sopa de óleo
1 colher de sopa rasa de manteiga light
½ colher de chá de cúrcuma
2 xícaras de arroz lavado e escorrido
5 xícaras de água fervente
Salsa e cebolinha picadas a gosto

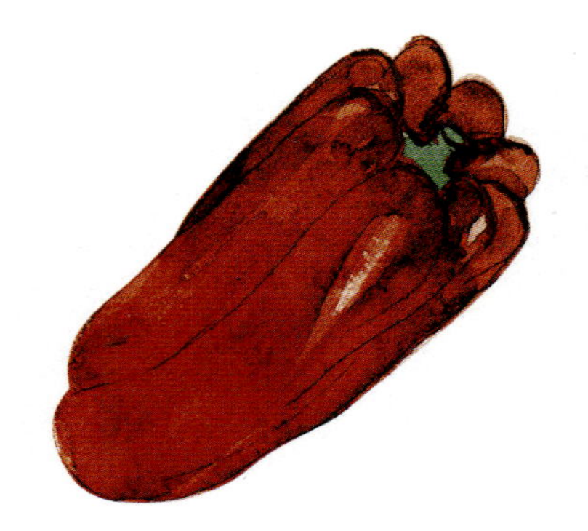

Modo de fazer

Tempere a galinha com o sal, a pimenta, o suco de limão, o pimentão, o alho e a cebola. Deixe descansar por cerca de 2 horas. Em uma panela, coloque o tomate, a água e uma pitada de sal, tampe e deixe cozinhar por 10 minutos depois de começar a ferver. Transfira para o liquidificador e bata. Reserve. Em outra panela, coloque o óleo, a manteiga e a cúrcuma. Aqueça e frite os pedaços de galinha aos poucos, virando de vez em quando, até que estejam dourados. Junte o molho batido no liquidificador e leve ao fogo novamente. Acrescente o arroz e misture bem. Junte a água e deixe cozinhar até ficar macio. Ao final, acrescente a salsa e a cebolinha picadas.

NOTAS 35 notas para cada colher de sopa cheia

OVO 'MEXIDO' COM LEGUMES

2 ovos
1 colher de sopa de água
8 colheres de sopa de seleta de legumes escorrida
2 colheres de sopa de cottage
Sal e pimenta-do-reino a gosto
2 colheres de sopa de cebolinha picada

Modo de fazer

Em uma vasilha misture os ovos, a água, o sal e a pimenta. Disponha a mistura em uma panela antiaderente e cozinhe por 2 minutos, mexendo sempre e juntando aos poucos a seleta de legumes. Acrescente o cottage e verifique o sal. Transfira a omelete para um prato, polvilhe a cebolinha picada por cima e sirva em seguida.

NOTAS rende 1
porção com 110 notas

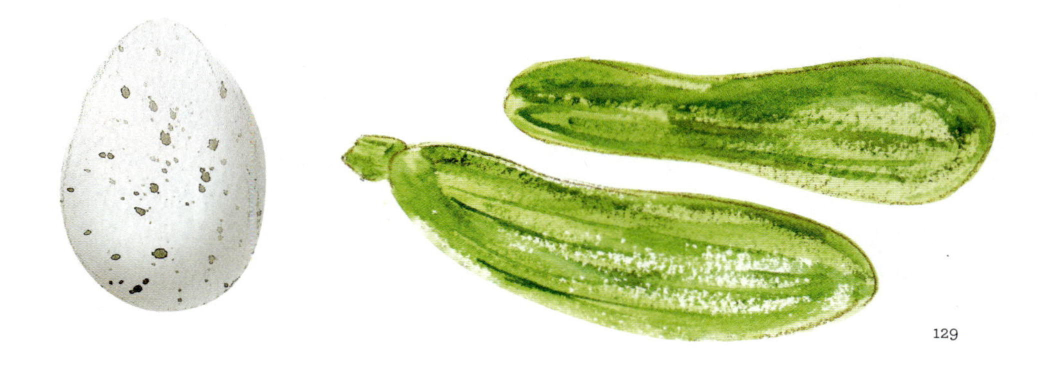

FRANGO GRELHADO CROCANTE

6 pedaços de frango (coxa e sobrecoxa) sem pele
3 colheres de sopa de cebola em pó
1 ovo
Alho, sal e pimenta para temperar

Modo de fazer

Tempere os pedaços de frango com alho, sal e pimenta e deixe por cerca de 2 horas para pegar bem o gosto. Use metade do sal que você costuma usar, pois a sopa de cebola já contém este tempero. Bata o ovo até ficar líquido, com a gema e a clara incorporadas, e pincele cada pedaço de frango. Depois, passe o frango no pó da sopa de cebola e disponha os pedaços de frango em um tabuleiro. Leve para assar em forno médio até ficar crocante.

NOTAS rende 6 porções de 65 notas cada

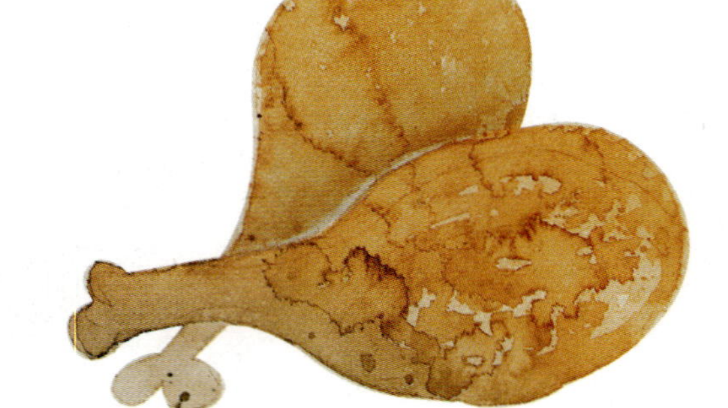

FRANGO ACEBOLADO COM TOMATE E QUEIJO DE MINAS

2 filés de frango
1 dente de alho
1 colher de sobremesa de óleo
1 cebola média cortada em rodelas finas
1 tomate sem sementes cortado em cubos
2 fatias médias de queijo de minas cortado em cubos
Sal a gosto
1 colher de chá de orégano

Modo de fazer

Corte os filés de frango em cubos e tempere com o alho e sal a gosto. Deixe por cerca de 30 minutos para pegar o gosto. Então, doure-os em uma frigideira teflon, com 1 colher de sobremesa de óleo. Assim que estiverem dourados, retire o frango, coloque 1 colher de sopa de água na frigideira e refogue as rodelas de cebola. Assim que estiverem translúcidas, acrescente novamente os cubos de frango, o orégano e mexa bem. Abaixe o fogo, junte o queijo e o tomate e mexa somente para aquecer. Sirva a seguir.

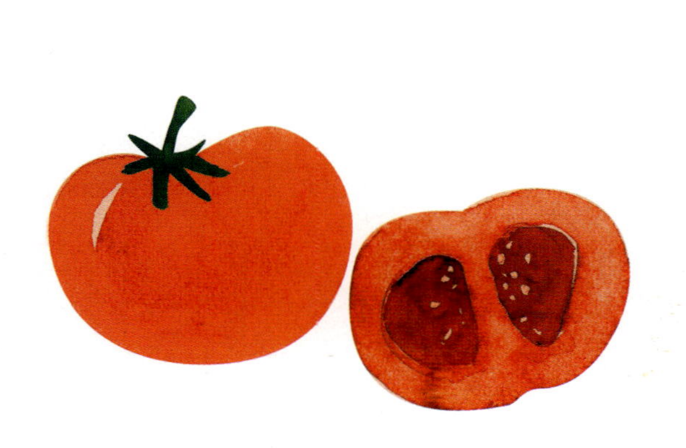

NOTAS rende 2 porções com 90 notas

SALADA DE FRANGO

1 peito de frango grelhado e desfiado
4 colheres de sopa de palmitos em conserva picados
4 pepinos em conserva picados
1 tomate sem pele e sem semente picado
4 gotinhas de mostarda amarela
Raspas de limão a gosto
Gotas de limão a gosto
Folhas de alface para enfeitar
Sal a gosto

Modo de fazer

Numa travessa, disponha as folhas de alface e reserve. Misture todos os ingredientes da salada e coloque por cima da alface.

NOTAS rende 2 porções de 30 notas cada

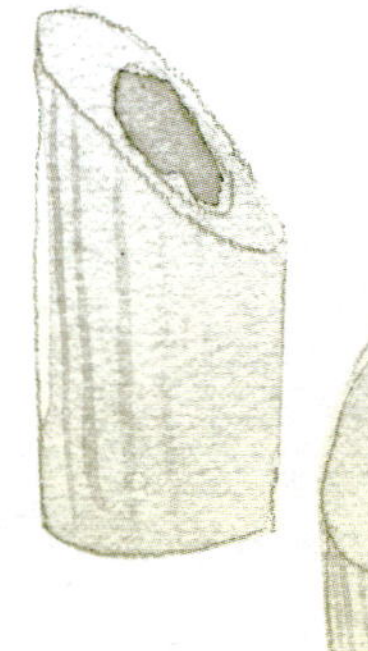

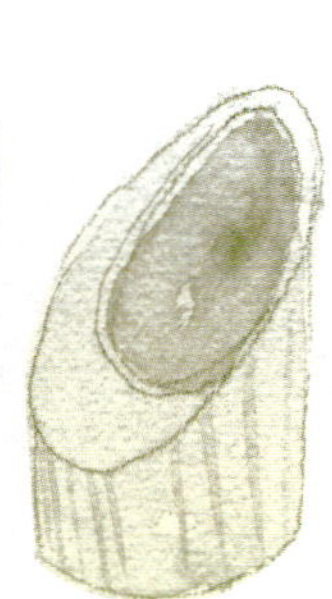

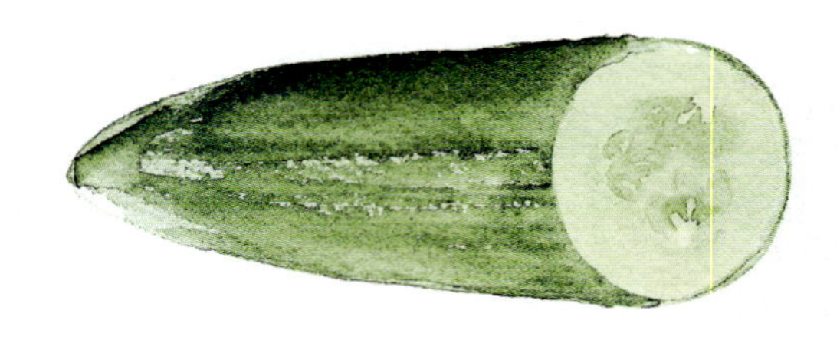

FRANGO DE PANELA

1 xícara cheia de repolho picado
2 cebolas espetadas com 1 cravo-da-índia
6 pedaços de frango (peito ou sobrecoxa) sem pele
200 g de cenouras
150 g de nabos
1 talo de aipo
1 ½ litro de água
Pimenta-do-reino
Cheiro-verde
Louro
Sal

Modo de fazer

Coloque em uma panela a água com a cebola, o sal, a pimenta, o louro, o aipo e o cheiro-verde. Quando ferver, junte o frango e deixe cozinhar. Meia hora depois, adicione as cenouras raspadas e picadas, os nabos descascados e cortados em fatias e o repolho. Deixe cozinhar até ficar macio.

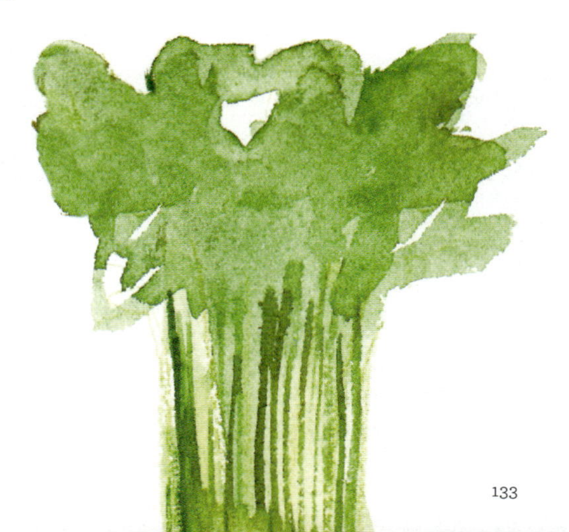

NOTAS 6 porções de 70 notas cada

FRANGO À ESPANHOLA

1 colher de sopa de alcaparras
6 pedaços de frango (peito ou sobrecoxa) sem pele, em pedaços
10 azeitonas picadinhas
½ kg de tomates
1 pimenta vermelha pequena, picadinha
Pimenta-do-reino a gosto
1 limão picado
Sal

Modo de fazer

Colocar todos os ingredientes em uma panelinha com água. Tampar cuidadosamente a panela e cozinhar em fogo lento durante 1 hora e ½ mais ou menos.

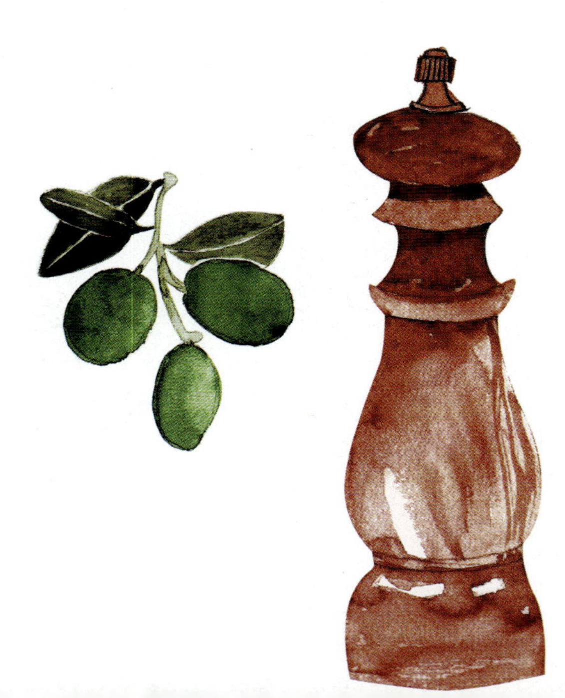

NOTAS 6 porções com 60 notas cada

FRANGO COM PALMITO, TOMATE E REQUEIJÃO

200 g de filé de frango
1 colher de chá de azeite
1 cebola picada
3 tomates sem pele, sem sementes
2 palmitos em rodelas
4 colheres de sopa de requeijão light
Salsinha picada
Alho
Sal a gosto

Modo de fazer

Tempere o frango com o sal a gosto e coloque em um refratário médio, levemente untado com azeite. Reserve. Numa panela, aqueça o azeite e refogue a cebola. Junte o alho, o tomate previamente batido no liquidificador e o palmito. Misture. Tempere com sal a gosto e coloque metade da salsinha. Deixe esquentar por alguns minutos. Despeje esse refogado sobre o frango no refratário. Por cima, distribua o requeijão e passe o garfo, espalhando mais para misturar um pouco com o refogado. Leve ao forno médio (180°C) por cerca de 20 minutos. Sirva polvilhando a salsinha restante.

NOTAS 2 porções com 110 notas cada

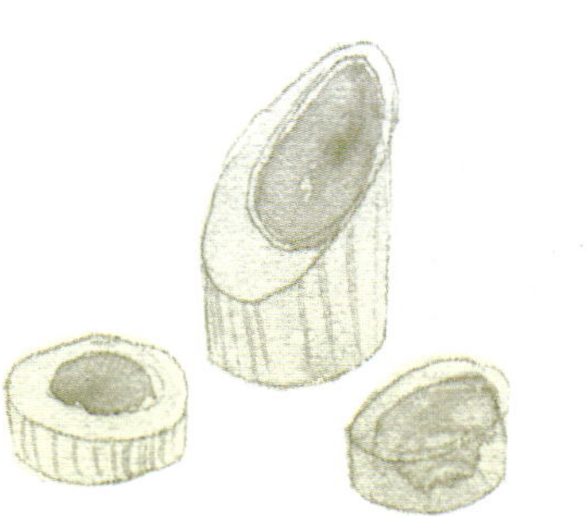

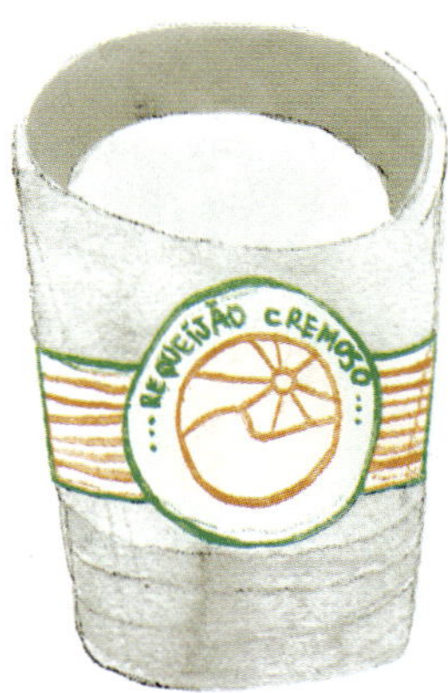

HAMBÚRGUER DE FRANGO

1 kg de peito de frango moído
1 xícara de salsinha picada
1 cebola picadinha
1 ovo
4 colheres de sopa (rasas) de aveia
1 colher de chá de sal

Modo de fazer

Misture todos os ingredientes e molde no formato de hambúrguer. Leve ao forno médio (180°C), virando, até que os dois lados fiquem bem douradinhos.

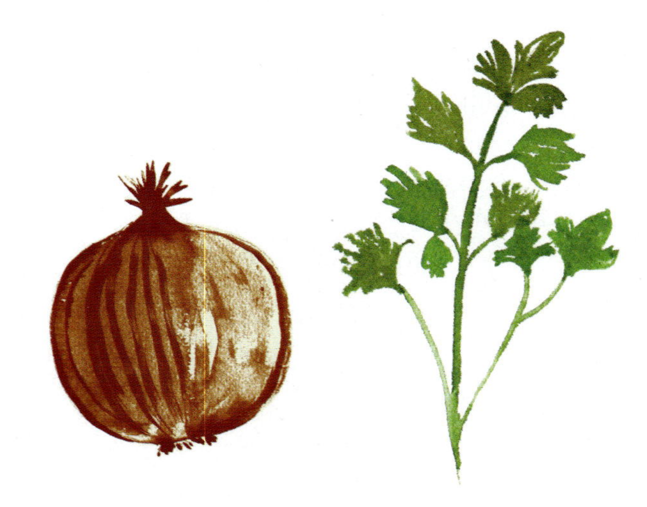

NOTAS 1 porção com 50 notas

FILÉ DE FRANGO ENROLADO COM RICOTA E ESPINAFRE

1 filé de frango
1 colher de sopa de ricota
2 xícaras de folhas de espinafre cortadas em tiras
1 dente de alho amassado
1 colher de chá de molho shoyu
1 colher de chá de margarina light
Sal a gosto

Modo de fazer

Abra o filé de frango ao meio, sem partir totalmente. Deixe por 10 minutos marinando no alho amassado e no molho shoyu. À parte, cozinhe o espinafre até ficar macio, escorra a água que sobrar e então misture-o com a ricota, temperando com um pouco de sal. Reserve. Passe a margarina na frigideira e coloque o frango para dourar um pouco dos dois lados. Retire da frigideira, coloque o recheio de ricota e espinafre no centro do frango e enrole prendendo com um palito. Volte para a frigideira e doure até o frango terminar de assar.

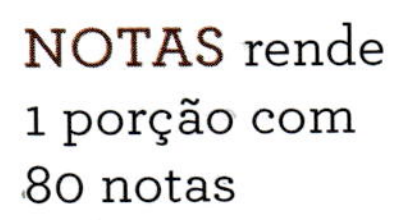

NOTAS rende 1 porção com 80 notas

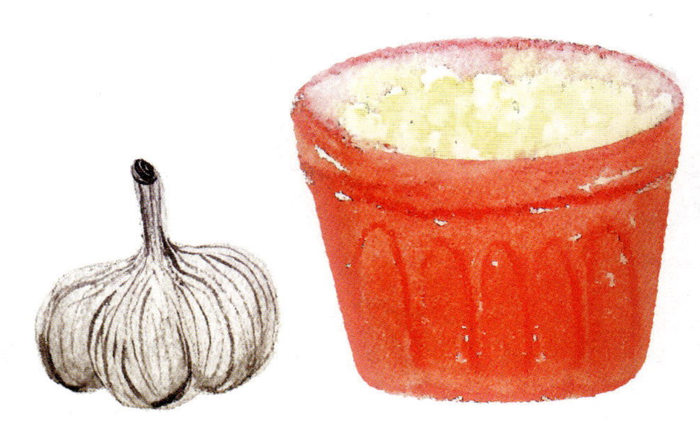

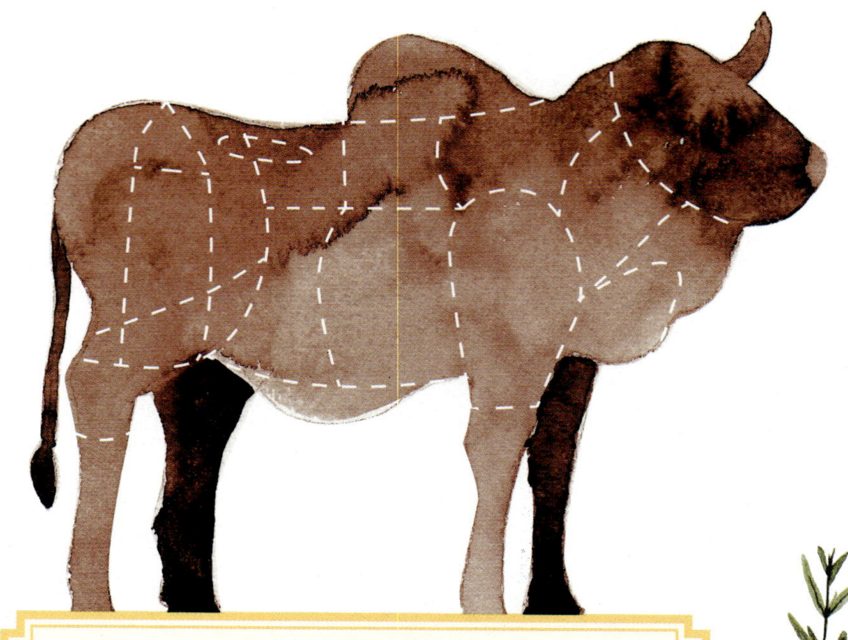

PROTEÍNAS

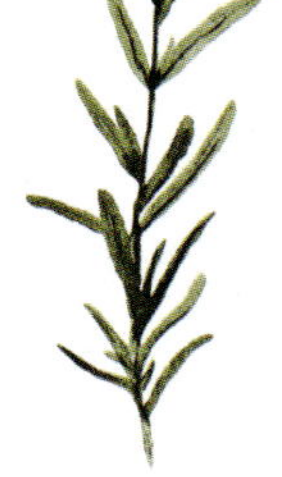

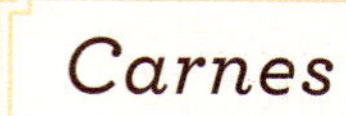

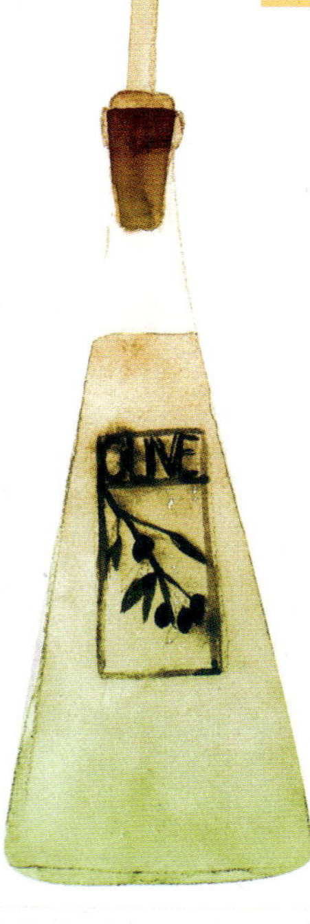

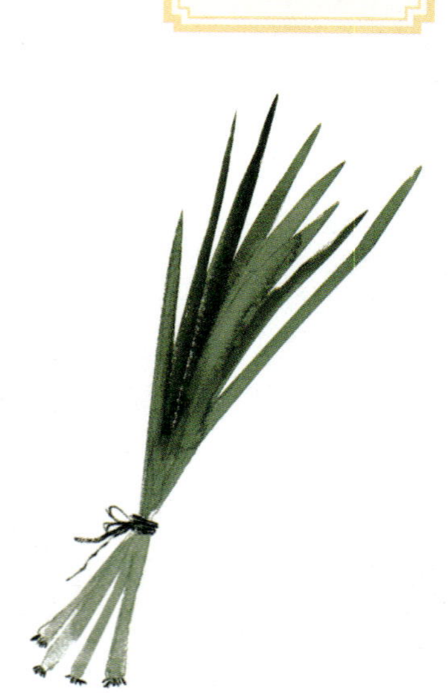

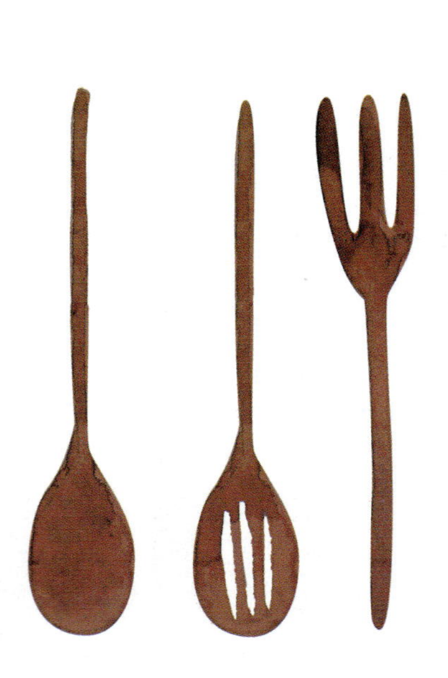

HAMBÚRGUER RECHEADO COM COTTAGE E CURRY

600 g de carne moída
1 colher de café de curry
1 colher de sopa de cebola batidinha
1 colher de sopa de tempero verde picado
Sal e pimenta a gosto
2 colheres de sopa cheias de cottage
2 colheres de sopa rasas de farinha de rosca
1 ovo para pincelar

Modo de fazer

Reserve o cottage e o ovo e misture os demais ingredientes, fazendo 4 hambúrgueres. Cubra 2 partes com o queijo cottage e feche com as outras 2 partes, apertando bem a borda para o queijo não sair. Pincele com o ovo e leve para assar em fogo médio até ficar no ponto.

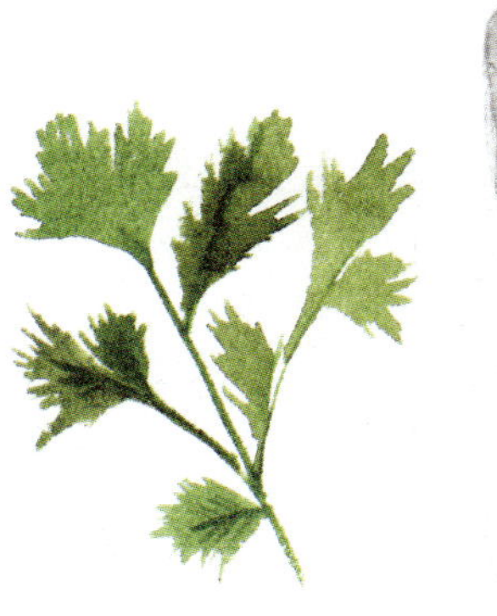

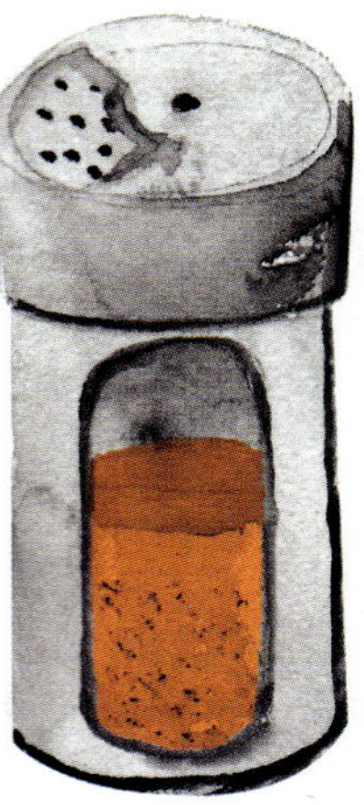

NOTAS rende 2 unidades de 100 notas

ALCATRA COM CURRY

750 g de alcatra
1 colher de sopa de amido de milho
1 colher de chá de curry
½ xícara de salsão picado
1 xícara de leite desnatado
400 g de tomate sem pele e sem semente
1 pimentão vermelho picado
1 pimentão verde picado
1 cebola média picada
Pimenta-do-reino a gosto
Sal a gosto

Modo de fazer

Corte a carne em tiras finas. Em um refratário, coloque a carne, o salsão, a cebola, os pimentões e leve ao micro-ondas em potência alta por 8 a 10 minutos, ou até amaciarem. Mexa a cada 2 minutos. Misture o amido de milho com o leite e junte à carne; misture bem. Adicione o tomate picado, o curry, o sal e a pimenta. Misture e volte ao micro-ondas por 8 a 12 minutos em potência alta. Quando a carne estiver macia e o caldo tiver engrossado, tire do forno.

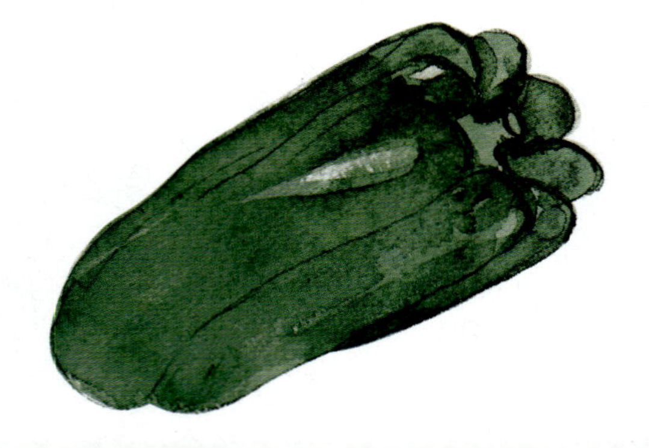

NOTAS 50 notas para cada 2 colheres de sopa bem cheias

BIFE À MODA NAPOLITANA

½ quilo de coxão mole, cortado em 4 bifes
1 tablete de caldo de carne sem gordura dissolvido em ½ litro de água fervente
½ xícara de vinho branco
4 tomates cortados em rodelas
2 cebolas cortadas em rodelas
4 batatas cortadas em rodelas
1 colher de sobremesa de azeite

Modo de fazer

Unte uma panela de fundo largo com 1 colher de sobremesa de azeite. Arrume uma camada de bife, uma de tomate, uma de cebola e uma de batata. Acrescente o vinho ao caldo de carne sem gordura, misture bem e espalhe metade desse molho sobre a camada de batatas. Arrume mais uma camada de cada ingrediente. Cubra com o restante do molho de vinho e caldo, tampe a panela e leve ao fogo baixo por aproximadamente 40 minutos. Sirva a seguir. Se quiser, coloque camadas de pimentão e de azeitonas pretas picadas.

NOTAS rende
4 porções de
100 notas

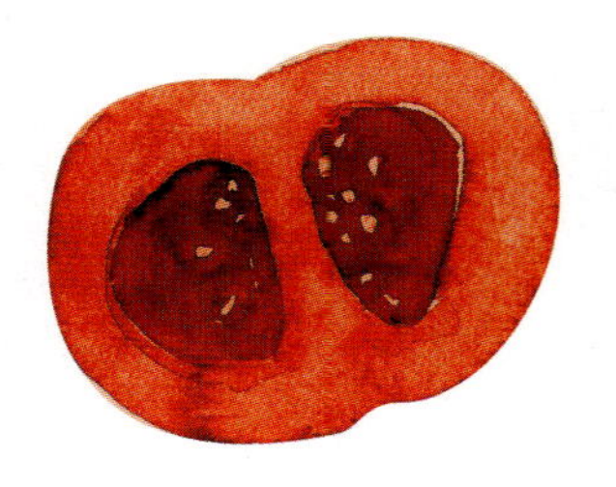

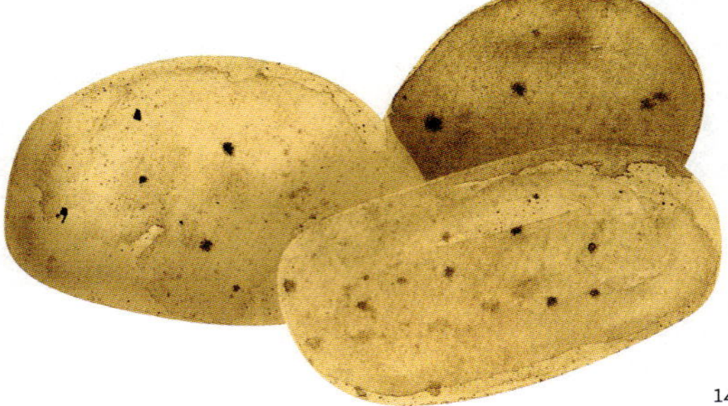

FILÉ MIGNON COM LEGUMES

2 bifes de filé mignon
1 colher de sopa de molho inglês
1 dente de alho amassado
Salsa e cebolinha
1 colher de sopa de ervilha em conserva
1 colher de sopa de milho em conserva
4 colheres de sopa de brócolis
1 cebola cortada em fatias
2 colheres de chá de margarina light

Modo de fazer

Misture os filés com o molho inglês, o tempero verde e o alho amassado e deixe descansar por 10 minutos. Coloque a margarina light na frigideira, doure um pouco os filés e reserve. Na mesma frigideira, refogue a cebola. Junte a ervilha, o milho e os brócolis e deixe ferver. Junte os filés para aquecê-los, retire-os e, ao servir, cubra-os com os legumes.

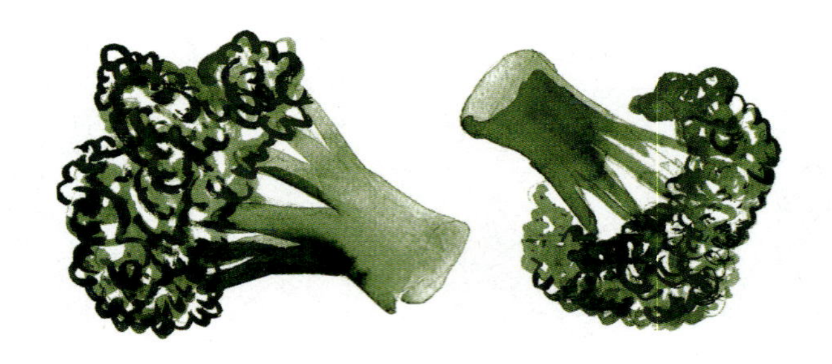

NOTAS
2 porções de 80 notas cada

ALCATRA AO MOLHO DE VINHO

1 peça de alcatra de 1,5 kg
3 colheres de sopa de farinha de trigo
2 colheres de sopa de manteiga
½ garrafa de vinho tinto seco
2 cebolas picadas
2 dentes de alho
Sal e pimenta-do-reino moída a gosto

Modo de fazer

Frite o alho e a cebola em 1 colher de sopa de manteiga. Acrescente a farinha, mexendo sempre. Reserve. Numa panela de ferro, doure a carne no restante da manteiga. Junte o sal, a pimenta e a mistura de farinha, cebola e alho já fritos. Adicione o vinho e deixe cozinhar em fogo brando por 30 minutos. Corte a carne no sentido perpendicular às fibras, arrume em uma travessa, cubra com o molho e sirva.

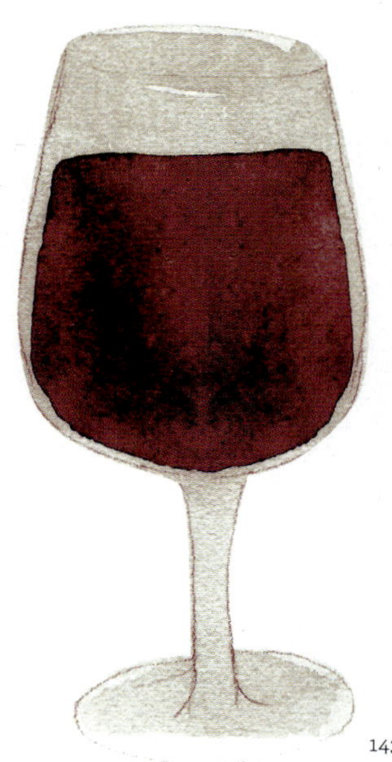

NOTAS cada fatia média de carne possui 50 notas e cada colher de sopa de molho, 25 notas.

ROCAMBOLE DE CARNE

1 kg de carne moída
1 pacote de sopa de cebola
2 colheres de sopa de farelo de aveia
1 ovo
1 cenoura grande cozida e picada
1 prato de sobremesa de vagem cozida e picada
1 tomate picado
Tempero verde a gosto
Sal e pimenta a gosto

Modo de fazer

Coloque a carne moída em uma tigela. Acrescente o pacote de sopa de cebola, o ovo inteiro, a aveia, o tempero verde e a pimenta. Misture e amasse bem. Abra a massa em um pano úmido. Cubra com a cenoura, a vagem e o tomate, e então enrole feito rocambole. Coloque em uma assadeira coberta por papel-alumínio. Leve ao forno médio por 45 minutos ou até ficar assada no seu ponto de preferência. Não deixe assar demais, senão pode ficar muito seca.

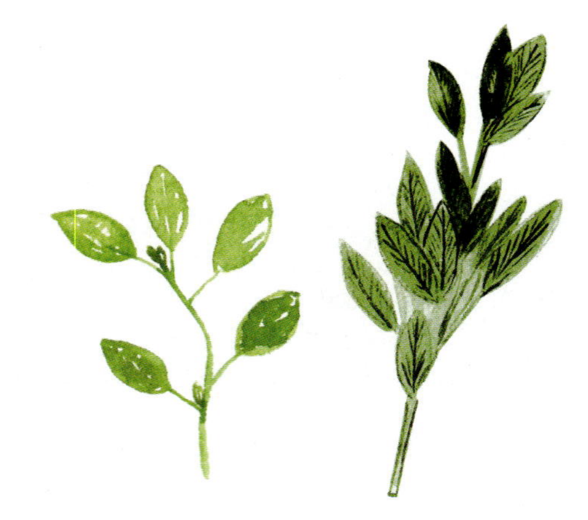

NOTAS rende 10 porções
com 50 notas cada

CARNE ASSADA COM MOLHO DE TOMATE E CEBOLA

½ kg de alcatra cortada em bifes
6 tomates picados, sem pele nem sementes
2 colheres de sopa de manteiga ou óleo
1 colher de chá de molho inglês
1 tablete de caldo de carne
½ lata de creme de leite light
1 cebola média picada

Modo de fazer

Aqueça a manteiga ou óleo e frite os bifes, dourando bem em fogo alto. Retire da frigideira e mantenha aquecido. Refogue a cebola e o tomate. Em fogo baixo, cozinhe até o tomate desmanchar. Junte o caldo de carne e o molho inglês e mexa. Retire do fogo, acrescente o creme de leite e misture bem. Despeje o molho sobre os filés e sirva.

NOTAS 4 porções
com 50 notas cada

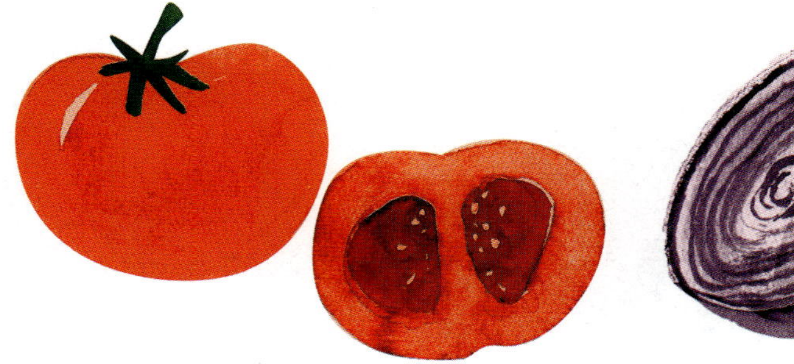

ROCAMBOLE DE CARNE E LINGUIÇA

½ kg de carne moída
½ kg de linguiça triturada
1 pacote de sopa de cebola
2 colheres de sopa de farelo de aveia
1 ovo
1 cenoura grande cozida e picada
3 colheres de sopa de ervilha em conserva
1 tomate picado
Tempero verde a gosto
Sal e pimenta a gosto

Modo de fazer

Coloque a carne moída e a linguiça em uma tigela. Acrescente o pacote de sopa de cebola, o ovo inteiro, a aveia, o tempero verde e a pimenta. Misture e amasse bem. Abra a massa em um pano úmido. Cubra com a cenoura, a ervilha e o tomate, e então enrole feito rocambole. Coloque em uma assadeira coberta por papel-alumínio. Leve ao forno médio por 45 minutos ou até ficar assada no seu ponto de preferência. Não deixe assar demais, senão pode ficar muito seca.

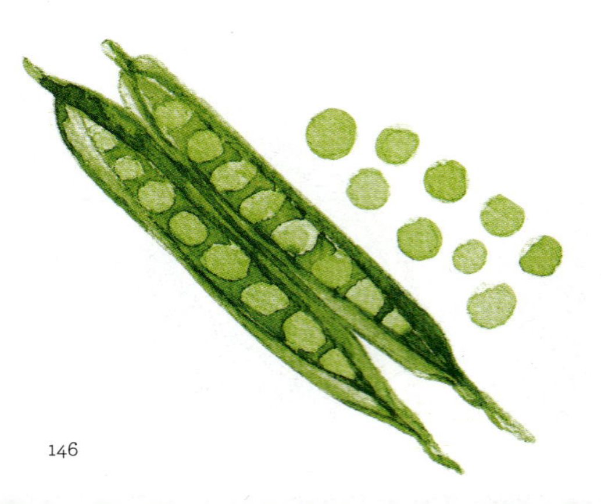

NOTAS rende 10 porções com 55 notas cada

BIFE ACEBOLADO COM MOLHO DE MAIONESE LIGHT

4 bifes de alcatra, contrafilé ou filé mignon
1 colher de sobremesa de manteiga
1 colher de chá de shoyu (opcional)
1 cebola cortada em fatias finas
½ xícara de água fervente
4 colheres de sopa de maionese light
1 pitada de sal

Modo de fazer

Tempere os bifes com sal e reserve. Em uma panela, aqueça a manteiga em fogo médio. Doure a cebola e vá juntando aos poucos o shoyu. Retire e reserve. Na mesma frigideira, frite a carne por 3 minutos de cada lado. Acrescente a água e continue fritando em fogo baixo, virando sempre até o ponto desejado. Retire os bifes e coloque numa travessa; cubra com um prato ou papel-alumínio para não esfriar. Na mesma frigideira onde ficou o molho dos bifes, acrescente a maionese e aqueça, mexendo sempre até obter uma consistência cremosa. Cubra a carne reservada com a cebola e finalize com o molho por cima.

NOTAS cada porção de bife com 2 colheres de molho possui 75 notas

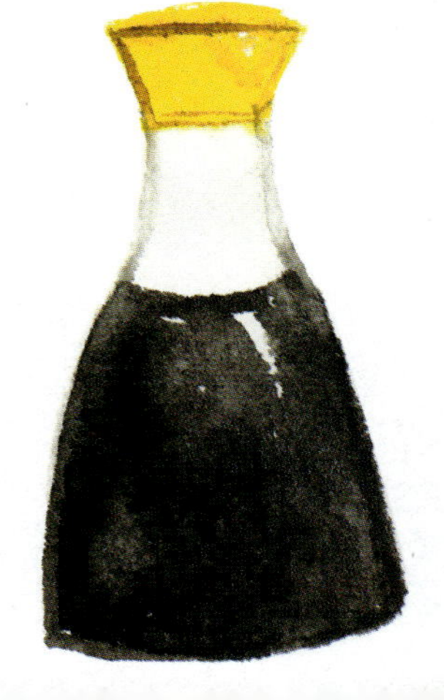

BOLO DE CARNE LIGHT

1 abobrinha média ralada
2 xícaras de chá de arroz integral cozido
300 g de patinho magro moído
1 cebola ralada
2 dentes de alho amassados
1 colher de chá de sal
1 colher de sopa de azeite de oliva
3 claras ligeiramente batidas
Hortelã fresca picada a gosto

Modo de fazer

Coloque a abobrinha ralada em uma panela e leve ao fogo por 5 minutos para murchar. Some o restante dos ingredientes e misture tudo. Desligue o fogo e coloque a mistura em um pirex. Leve ao forno médio (180°C) por cerca de 40 minutos ou até que o bolo fique bem douradinho.

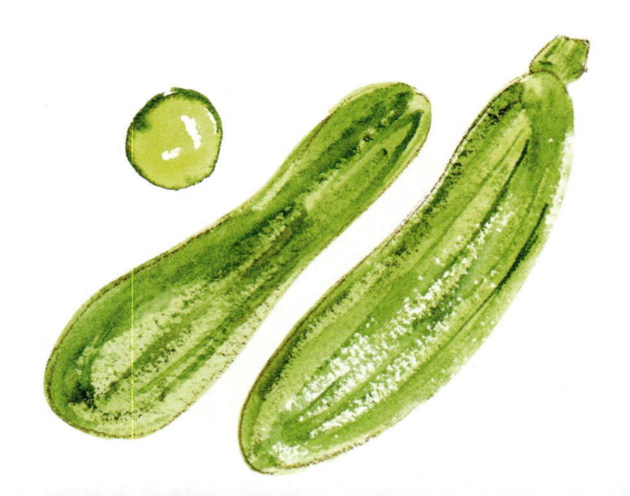

NOTAS 4 porções com 60 notas

FILÉ MIGNON RECHEADO LIGHT

1 kg de filé mignon
200 g de cogumelos
200 g de queijo de minas light cortado em cubos
200 g de peito de peru cortado em cubos
1 cebola pequena picada
100 ml de água
1 colher de sopa de farinha de trigo
Para temperar:
1 cebola grande picada
300 g de tomate picado
200 ml de vinho tinto
Sal e salsa a gosto

Modo de fazer

Abra o filé e bata com o batedor de carne até formar um retângulo. Misture todos os ingredientes do tempero, coloque sobre a carne e deixe por aproximadamente 1 hora. Em um recipiente, misture os cogumelos, o queijo, o peito de peru e a cebola. Retire o tempero da carne, espalhe sobre o lombo essa mistura, enrole e amarre (ou prenda com palitos). Coloque em um tabuleiro, despeje o tempero por cima e leve ao forno para assar por cerca de 2 horas. Depois de assado, retire o molho do tabuleiro, acrescente a água e a farinha de trigo e leve ao fogo baixo para engrossar. Corte o filé em fatias e sirva com o molho.

NOTAS 12 porções
de 75 notas cada

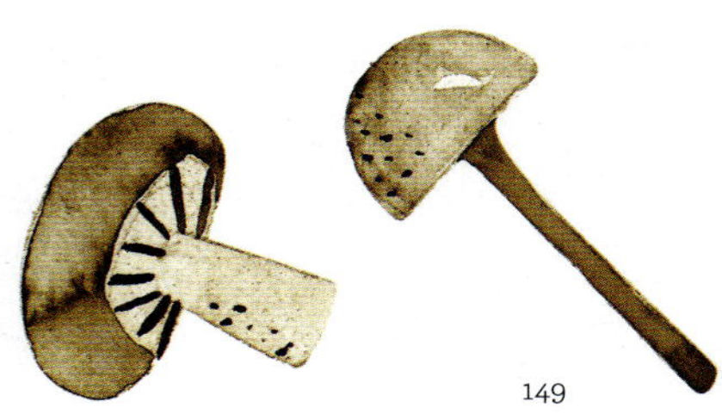

STROGONOFF DE CARNE LIGHT

1 colher de sopa de cebola ralada
1 colher de sopa de mostarda
1 colher de sopa de molho inglês
2 colheres de sopa de ketchup
1 colher de sobremesa de páprica
200 g de cogumelos
1 tablete de caldo de galinha sem gordura
1 xícara de água quente
600 g de carne magra em cubinhos
1 colher de sopa de farinha de trigo
1 xícara de leite desnatado
300 ml de iogurte natural desnatado
Sal a gosto

Modo de fazer

Refogue a cebola num pouquinho de água, acrescente a mostarda, o molho inglês, o ketchup, a páprica, os cogumelos e o caldo de galinha dissolvido na água quente. Deixe ferver e junte a carne para cozinhar. À parte, misture a farinha de trigo com o leite e o iogurte. Adicione ao molho, junte o sal e deixe cozinhando até engrossar.

NOTAS cada concha tem 40 notas

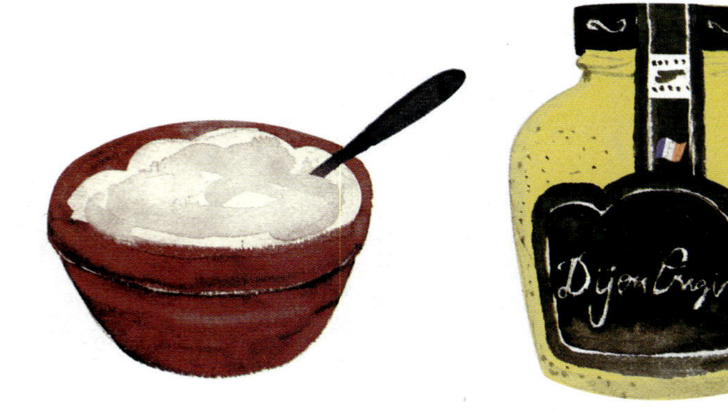

REFOGADO DE LINGUIÇA COM COUVE

1 maço de couve cortada em tiras fininhas
2 dentes de alho amassados
3 linguiças pequenas
Sal a gosto

Modo de fazer

Corte as linguiças em rodelas pequenas e leve para fritar numa frigideira antiaderente. Ela vai começar a soltar gordura, por isso não é necessário acrescentar óleo, azeite ou manteiga. Assim que isso acontecer, acrescente o alho e deixe refogar por cerca de 30 segundos. Junte a couve, o sal e refogue até a couve ficar macia. Se achar necessário, ponha um pouquinho de água para cozinhar melhor (use uma colher de sopa para medir a água, assim você evita exagerar).

NOTAS
rende 2
porções de
40 notas cada

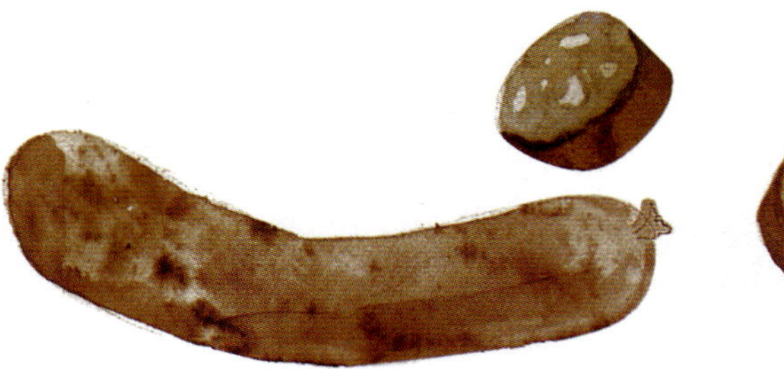

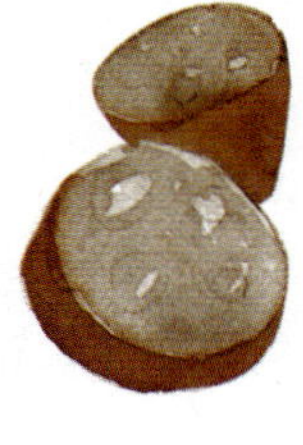

CARRÉ SUÍNO À ITALIANA

6 bifes de carré suíno sem gordura
6 fatias médias de muçarela
6 tomates grandes e firmes
Manjericão, tomilho, orégano e sal a gosto
1 colher de chá de margarina light para untar a frigideira

Modo de fazer

Coloque os bifes numa frigideira preaquecida e ligeiramente untada com margarina. Doure de ambos os lados, polvilhe com sal e arrume em um pirex, um ao lado do outro. Disponha sobre cada bife uma folhinha de manjericão, uma fatia de tomate, uma de muçarela e novamente uma fatia de tomate. Polvilhe com sal, orégano e tomilho e leve ao forno quente até a muçarela começar a derreter.

NOTAS rende 6 porções com 110 notas cada

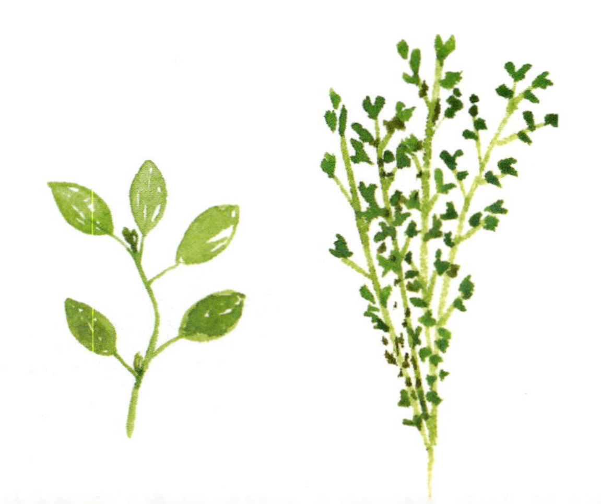

ROSBIFE COM MOLHO MADEIRA

1 colher de sopa de margarina light
1 kg de filé mignon
1 xícara de água
½ xícara de caldo de carne
1 colher de sopa de farinha de trigo
1 colher de sobremesa de cebola ralada
1 colher de sopa de amêndoas torradas
2 colheres de sopa de uva-passa branca
Sal e pimenta a gosto

Modo de fazer

Frite o filé na margarina derretida. Deixe dourar bem de um lado, vire e com uma colher passe na carne o sal e a pimenta misturados. Faça isso até dourar todos os lados. Ferva o caldo que sobrou na frigideira com a água. Leve a carne ao forno com esse caldo e deixe assar por 40 minutos. Fatie o filé e reserve. Misture o molho que sobrou na assadeira com o caldo de carne, a farinha e a cebola e deixe ferver. Passe por uma peneira, junte a uva-passa e as amêndoas. Regue as fatias do filé com esse molho.

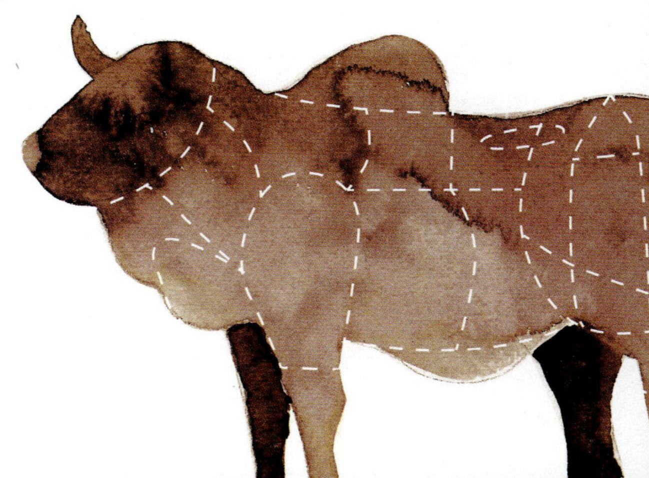

NOTAS 10 porções
com 95 notas cada

TORTA DE CARNE COM COGUMELOS

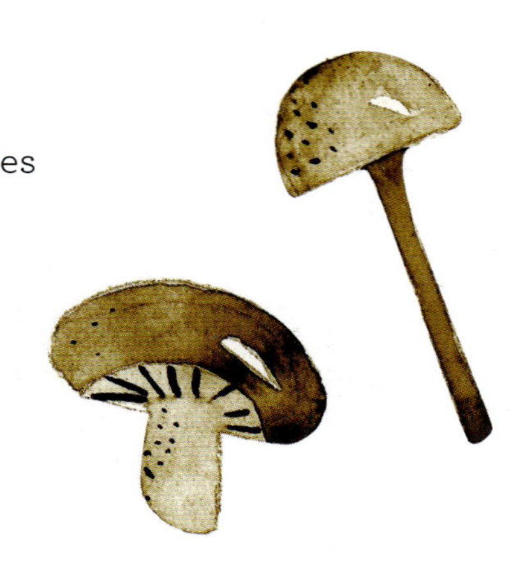

1 colher de sopa de salsa picadinha
4 colheres de sopa de vinho Marsala
500 g de carne picada em pedaços grandes
400 g de cogumelos cortados em fatias
50 g de língua defumada ou presunto
4 torradas de 10 g cada uma
1 talo de aipo picadinho
2 dentes de alho socados
1 cebola batidinha
½ cenoura ralada
Noz-moscada ralada
Leite desnatado
1 xícara de caldo de carne magro
Farinha de rosca
4 claras
Sal

NOTAS 4 porções com 150 notas cada

Modo de fazer

Leve ao fogo uma panela com a cenoura, o aipo e ferva com o leite. Quando estiver quase evaporando, junte a carne, o sal e mexa. Assim que secar, acrescente o Marsala. Tampe a panela e cozinhe por 20 minutos, juntando caldo se for preciso. Numa panela à parte, coloque os cogumelos, o alho, a cebola, 1 xícara de caldo e cozinhe durante ½ hora. Depois, polvilhe com a salsa picada. Quando a carne estiver cozida, passe na máquina de moer. Raspe o fundo da panela acrescentando um pouco de caldo e junte a carne moída, as claras, a língua moída, a noz-moscada e as torradas bem esfareladas e socadas. Mexa bem e despeje numa forma redonda, furada no centro, untada com manteiga e polvilhada com farinha de rosca. Leve ao forno regular até se formar uma crostazinha na superfície. Desenforme num prato, coloque os cogumelos no centro e sirva.

SALTIMBOCA DI ROMA

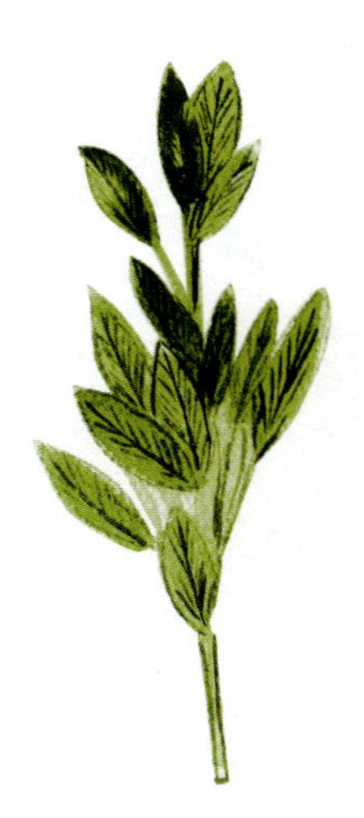

1 colher de sopa de salsa batidinha
2 colheres de café de amido de milho
600 g de bifes de vitela ou outra carne magra
300 ml de leite desnatado
150 ml de vinho branco seco
1 colher de café de óleo
½ cebola batidinha
Caldo de ½ limão
Folhas de sálvia
Pimenta-do-reino
Sal

Modo de fazer

Bata os bifes e, se forem grandes, parta-os ao meio. Tempere com sal, pimenta, coloque ½ folha de sálvia sobre cada bife e então enrole-os e prenda-os com palitos. Refogue a cebola com uma colherinha de óleo, junte o leite e cozinhe em fogo brando, mexendo de vez em quando. Quando o leite começar a escurecer, junte os rolinhos de carne, uma pitada de sal, o vinho e cozinhe durante 20 minutos. Retire do fogo, coloque numa travessa e deixe em lugar quente. Dissolva o amido de milho no leite e despeje na frigideira em que a carne cozinhou. Cozinhe mexendo sem parar, até obter um molho cremoso. Junte a salsa picada e o caldo de limão. Retire do fogo e despeje sobre a carne.

NOTAS 4 porções
com 90 notas cada

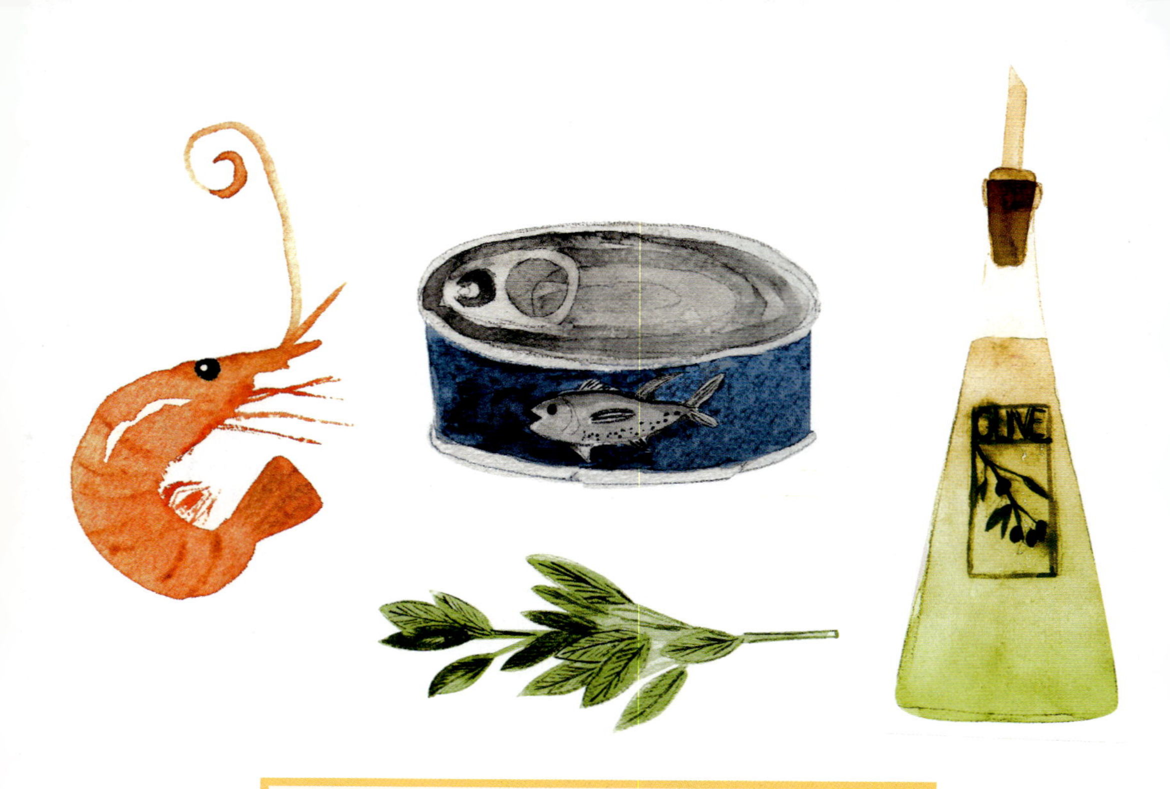

PROTEÍNAS

Peixes

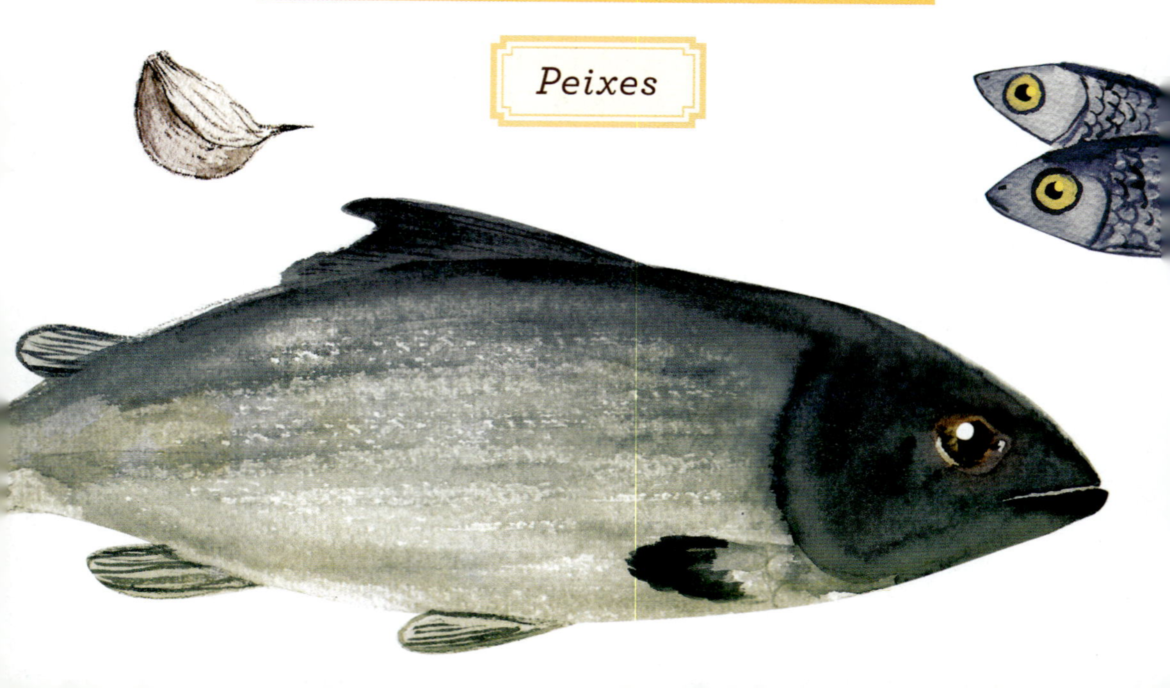

PEIXE NO SAL GROSSO

1 peixe branco com cerca de 2 kg - pode ser pargo, corvina ou cioba. Na dúvida, peça ao peixeiro para indicar um peixe com a carne parecida com um desses
5 kg de sal grosso (ou mais, se necessário)
10 claras em neve
1 ramo de alecrim
8 colheres de chá de azeite
Suco de limão e sal refinado a gosto

Modo de fazer

Misture as claras em neve com o sal grosso, para dar liga. Limpe o peixe e recheie com o ramo de alecrim. Forre o fundo e os lados de uma assadeira bem funda com papel-alumínio. Coloque no fundo da assadeira uma camada de aproximadamente 4 cm de espessura da mistura de clara em neve com sal. Coloque o peixe sobre essa camada. Complete o espaço restante da assadeira com a mistura, até cobrir o peixe com uma camada de 4 cm de espessura. Leve ao forno médio, preaquecido, por aproximadamente 30 minutos, até que a crosta de sal fique bem dourada. Retire do forno e quebre cuidadosamente o sal do topo e da lateral do peixe, descartando-o em uma vasilha separada (quanto melhor você limpar, menor será o risco de sujar o prato de servir com sal grosso). Remova a pele da região superior e então transfira todo o filé superior para o prato de servir. Retire a espinha dorsal e então remova todo o filé inferior. Tempere com limão, azeite e sal (acredite, o filé do peixe não pega sal) e sirva à vontade. Este é um prato extremamente suculento, dado que o sal retém a umidade da carne.

NOTAS rende 8 porções de 75 notas

BACALHAU LIGHT

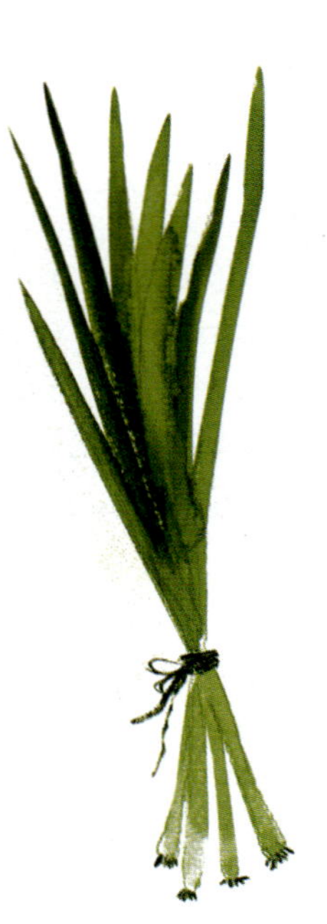

1 kg de postas de bacalhau
1 kg de batatas descascadas
½ xícara de azeitona verde picada
2 colheres de sopa de alcaparras
2 dentes de alho fatiados
1 cebola grande fatiada
1 xícara de cebolinha verde picada
4 colheres de sopa de azeite de oliva espanhol
Pimenta-do-reino a gosto

Modo de fazer

Lave o bacalhau e deixe-o de molho em água por 36 horas, trocando de água várias vezes, até eliminar o excesso de sal. Retire, coloque em uma panela e cubra com água. Cozinhe por 15 minutos ou até ficar um pouco macio. Retire, verifique se existe algum resto de pele ou de espinhas e elimine. Reserve. Corte as batatas em rodelas não muito finas. Em uma panela grande de fundo grosso, distribua a metade das batatas, o bacalhau, as azeitonas, as alcaparras, o alho, a cebola, a cebolinha e a pimenta-do-reino. Regue com a metade do azeite e ½ xícara de água. Cubra com a batata restante e regue com mais ½ xícara de água e o restante do azeite. Tampe a panela e cozinhe por 15 minutos. Abaixe o fogo e deixe por mais 30 minutos.

NOTAS 10 porções
com 100 notas

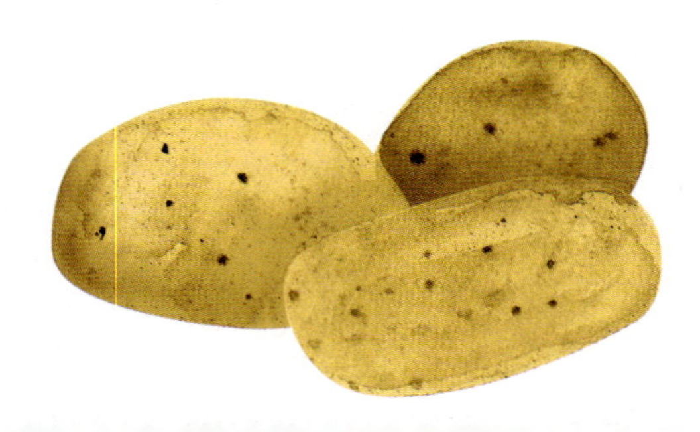

PEIXE COM MOLHO DE NOZES E LARANJA

2 filés de pescada
2 dentes de alho
½ cebola pequena
1 colher de chá de sal
1 laranja média
4 nozes
½ colher de sopa de azeite de oliva extravirgem

Modo de fazer

Pique o alho, a cebola, triture grosseiramente as nozes e reserve. Em uma travessa, disponha os filés de peixe, acrescente o alho e a cebola picados, esprema o suco da laranja e adicione o sal. Cubra com papel-alumínio e leve ao forno preaquecido para cozinhar por uns 30 minutos. Quando estiverem quase cozidos, retire o papel-alumínio e adicione as nozes picadas. Deixe dourar. Retire do fogo e regue com o azeite de oliva. Sirva em seguida.

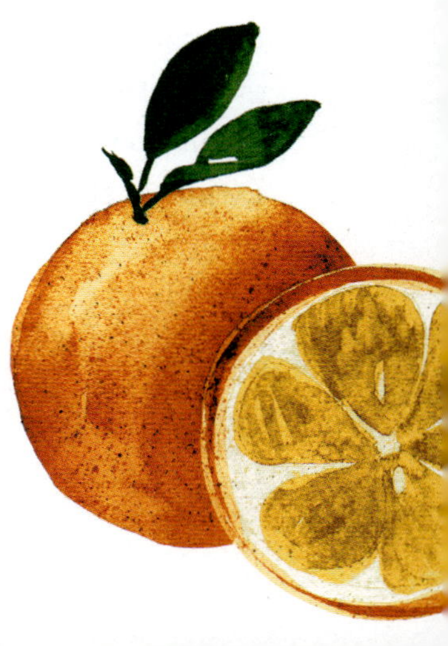

NOTAS rende 2 porções com 60 notas

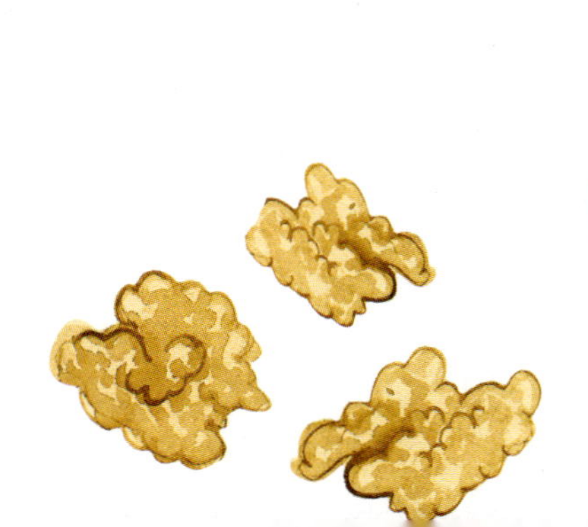

BADEJO AO MOLHO

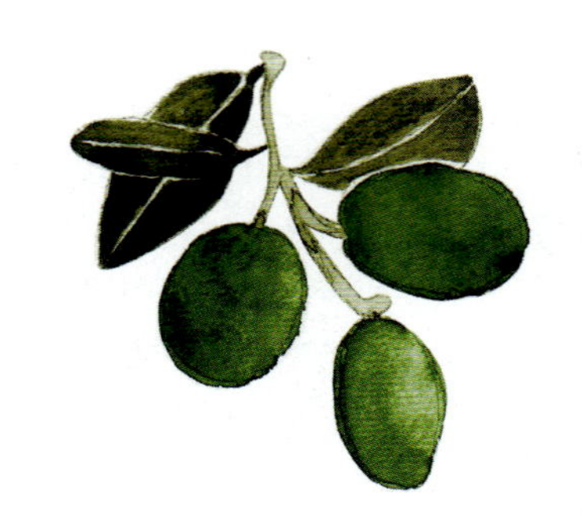

2 filés de badejo
2 colheres de sopa de fubá
2 colheres de sopa de azeite
1 cebola picada
1 dente de alho amassado
40 g de salsão em cubos pequenos
4 azeitonas verdes picadas
1 colher de sopa de pinolis torrados ou de castanha-de-caju
1 colher de sopa de uva-passa sem sementes
10 g de alcaparras pequenas
1 tomate sem pele e sem semente
¼ de xícara de vinho branco
Suco de limão
Sal a gosto

Modo de fazer

Em um recipiente, tempere o peixe com o sal e o suco de limão. Passe no fubá e grelhe em metade do azeite aquecido, até dourar. Na mesma frigideira em que foi grelhado o peixe, coloque o restante do azeite e refogue o alho e a cebola. Acrescente o salsão, o tomate, as alcaparras, as uvas-passas, o vinho branco, as azeitonas e o sal. Deixe cozinhar. Coloque sobre o peixe e polvilhe os pinolis.

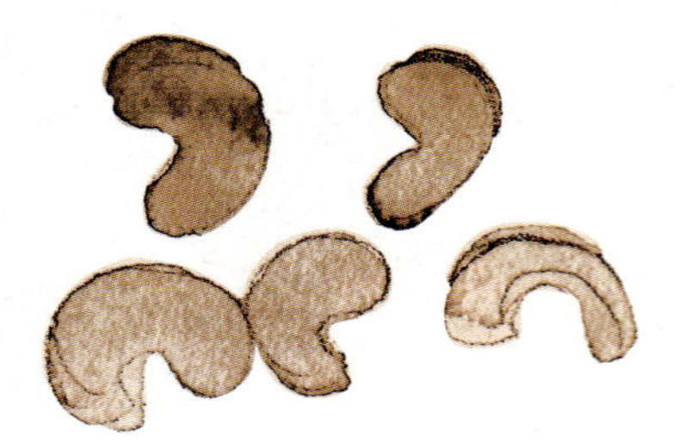

NOTAS
2 porções com
150 notas

CARPACCIO DE SALMÃO

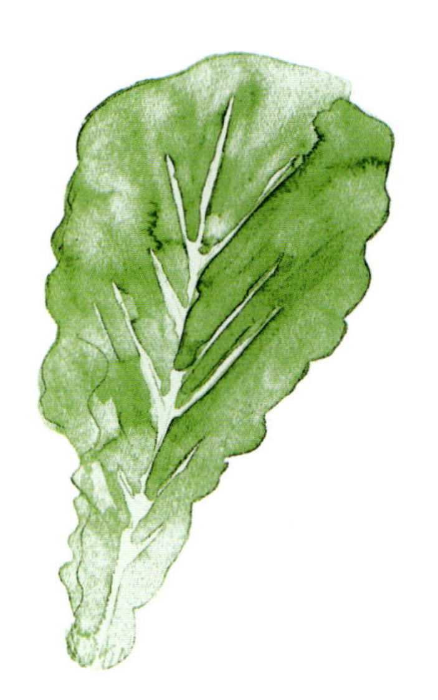

1 pé de alface cortado em tiras bem finas
400 g de salmão defumado cortado em 4 fatias
2 colheres de sopa de alcaparras
50 g de queijo parmesão light ralado grosso
Sal e limão a gosto
Molho
1 dente de alho amassado
2 colheres de sopa de mostarda
Suco de 1 limão
1 colher de sopa de azeite
½ xícara de água
Sal a gosto

Modo de fazer

Tempere a alface com sal e limão e reserve. Em um prato, arrume cada filé de salmão, com a alface em cima. Regue com o molho e enfeite com a alcaparra. Sirva com queijo parmesão polvilhado por cima. *Molho*: misture o alho com a mostarda e acrescente em seguida o limão e o azeite, batendo para formar um creme homogêneo. Por fim, coloque a água e o sal.

NOTAS 4 porções de 100 notas

PEIXE GRELHADO NO LIMÃO

1 filé grande de peixe de sua preferência
1 colher de sopa de suco de limão
Sal e pimenta-do-reino a gosto

Modo de fazer

Tempere o peixe com sal e pimenta-do-reino e deixe por alguns minutos para pegar gosto. Aqueça uma frigideira antiaderente em fogo baixo e coloque o peixe. Quando ele começar a grudar, derrame metade do suco do limão. Vire o peixe e repita a operação com a outra metade do suco de limão. Se o suco evaporar antes de o peixe ter ficado completamente grelhado, você pode acrescentar um pouco mais de suco (caso goste de sabor mais ácido), ou um pouco de água.

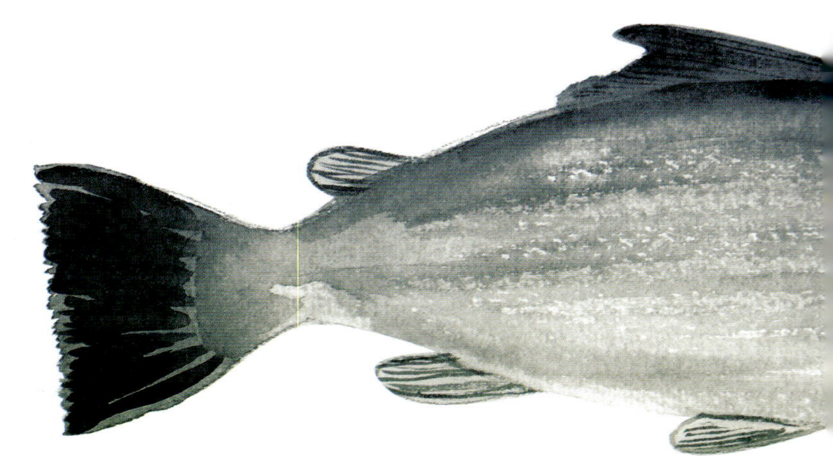

NOTAS
rende 1 porção
de 50 notas

ENSOPADO DE PEIXE LIGHT

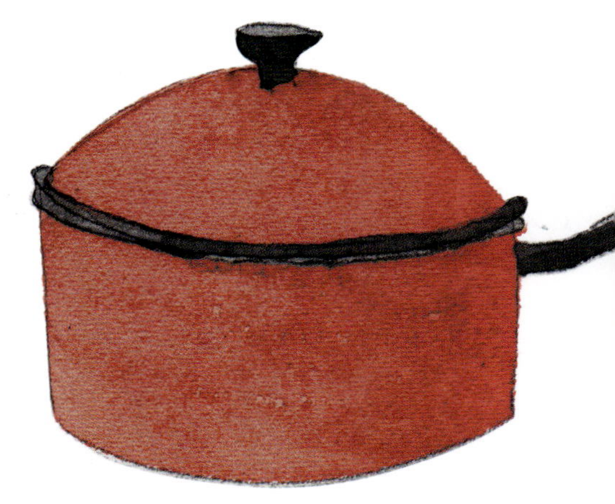

2 xícaras de água
2 dentes de alho
1 colher de sopa de azeite
4 batatas grandes
1 pimentão vermelho em fatias
1 tomate em fatias
1 cebola
4 cenouras
4 filés de pescada
½ garrafa pequena de leite de coco
200 g de molho de tomate
1 folha de louro
½ xícara de iogurte natural
1 colher de café de tomilho
Salsa e cebolinha picadas a gosto
Sal e pimenta a gosto

Modo de fazer

Em uma panela, refogue a cebola no azeite. Acrescente o alho, mexendo por 1 minuto. Adicione o sal e a pimenta, o tomate, o molho de tomate, o pimentão, a água, a batata, a cenoura, o tomilho e o louro. Tampe e cozinhe por 25 minutos ou até que a batata e a cenoura fiquem cozidas. Com cuidado, coloque o filé de peixe na panela, junte o leite de coco, tampe e deixe em fogo baixo por 10 minutos ou até o peixe cozinhar. Retire a folha de louro. Prove o molho: se ficou muito ácido, acrescente 1 colherzinha de café de açúcar, para suavizar. Desligue o fogo, junte o iogurte e sirva a seguir.

NOTAS rende 4 porções de 100 notas

BOLINHAS DE ATUM

1 colher de sopa de margarina diet ou light
2 colheres de sopa de cebola picada
2 colheres de sopa de cheiro-verde picado
1 dente de alho amassado
2 latas de atum em água e sal
½ cubo de caldo de legumes sem gordura
⅓ de xícara de farinha de trigo
½ xícara de flocos de milho passados no liquidificador
Sal e pimenta-do-reino a gosto

Modo de fazer

Aqueça a margarina em uma panela e junte a cebola, o cheiro-verde e o alho. Deixe dourar e desligue o fogo. Junte o atum e o caldo de legumes e mexa bem. Ligue o fogo e coloque a farinha, mexendo até engrossar. Faça as bolinhas. Passe nos flocos de milho e leve para assar até dourar.

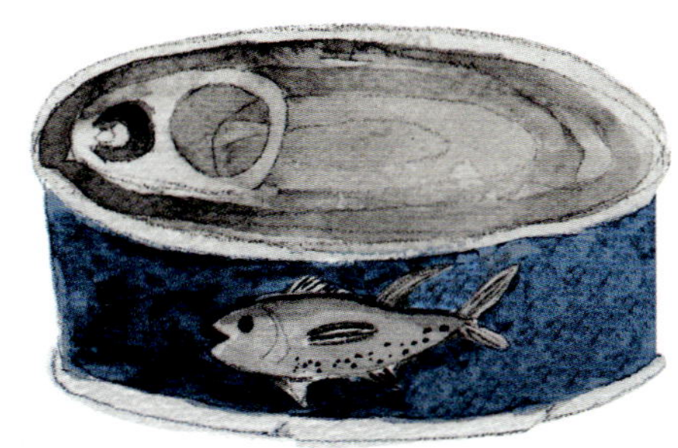

NOTAS 40 unidades com 15 notas

CAMARÃO COM MOLHO DE TOMATE

500 g de camarão já descascado e limpo
1 colher de sopa de azeite
4 colheres de sopa de extrato de tomate
1 colher de molho inglês
1 colher de sopa de manteiga
2 dentes de alho amassados
1 cebola média picada
Salsa e cebolinha a gosto
Suco de 1 limão

Modo de fazer

Em uma travessa, tempere os camarões com o suco do limão, o azeite, o molho inglês, o alho e a salsa e cebolinha. Deixe marinar por meia hora. Então doure os camarões em uma frigideira teflon por cerca de 5 minutos. Não deixe mais do que isso, pois eles podem ficar duros. Retire do fogo e reserve. Na mesma frigideira, coloque a manteiga para derreter e doure a cebola. Acrescente então o extrato de tomate e ½ xícara de água. Coloque os camarões nesse molho e deixe cozinhar por 10 minutos.

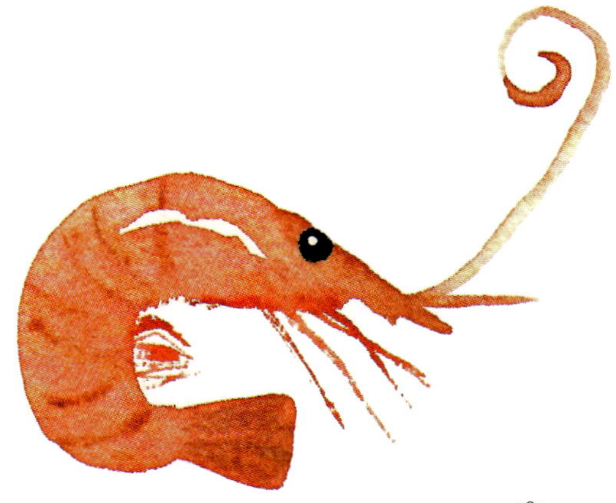

NOTAS rende
4 porções com 75 notas

PEIXE ASSADO COM TOMATES E AZEITONAS

4 filés de peixe branco já limpos
2 colheres de sopa cheias de coentro picado
1 cebola grande cortada em rodelas finas
3 tomates sem sementes cortados em rodelas médias
10 azeitonas pretas cortadas em lascas
3 colheres de sobremesa de azeite
2 limões-sicilianos
Sal e pimenta a gosto

Modo de fazer

Tempere os filés de peixe com o suco de 1 limão, sal e pimenta a gosto. Em um tabuleiro teflon, esprema o suco do outro limão (isso evita que os peixes grudem). Depois, coloque os peixes lado a lado (sem empilhar). Polvilhe o coentro sobre os peixes. Misture as azeitonas e os tomates, tempere com um pouco de sal e então distribua sobre os filés. Regue tudo com o azeite, acrescente a cebola e leve para assar em forno médio por aproximadamente 20 minutos, abrindo o forno de vez em quando para regar o peixe com o caldo que se forma no fundo da assadeira.

NOTAS rende 4
porções de 85 notas

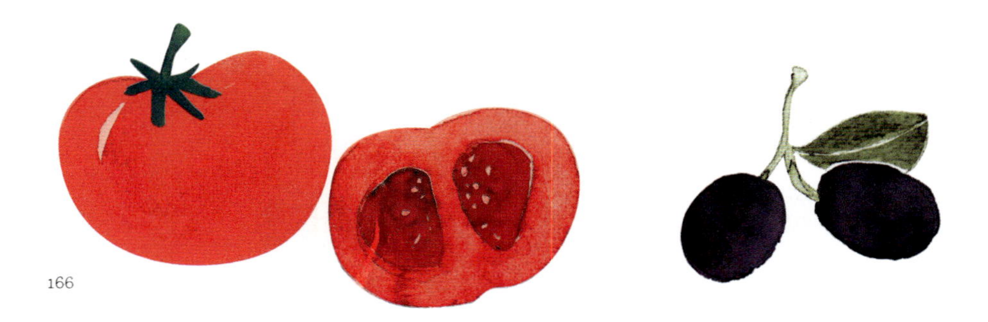

PEIXE AO MOLHO DE LEITE DE COCO E IOGURTE LIGHT

6 filés de peixe branco já limpos
2 dentes de alho amassados
1 tomate sem sementes picado
1 cebola média picada
1 tablete de caldo de camarão dissolvido em ½ xícara de água quente
Suco de ½ limão
3 colheres de sopa de coentro picado
1 colher de chá de gengibre ralado
½ vidro de leite de coco light
150 ml de iogurte natural
Sal a gosto

Modo de fazer

Tempere os filés com sal e alho e deixe por cerca de 30 minutos. Distribua os filés em um refratário. Derrame o suco de limão sobre os filés e então distribua por cima o gengibre, o tomate, a cebola, o caldo de camarão e o coentro. Misture o iogurte com o leite de coco e então derrame sobre os filés. Cubra a travessa com o papel-alumínio e leve ao forno por mais ou menos 20 minutos.

NOTAS rende 6 porções com 75 notas

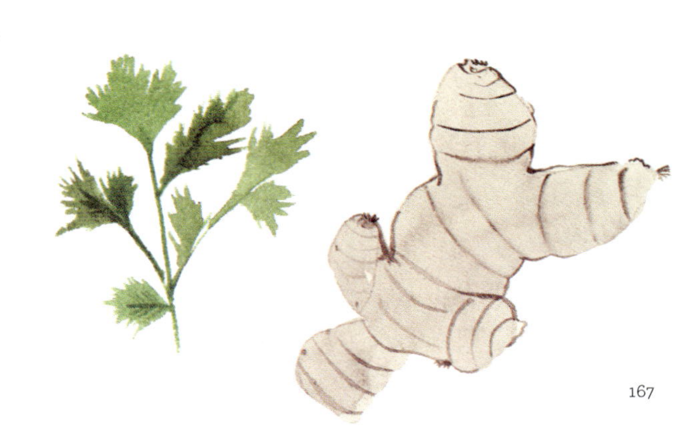

PEIXE COM AGRIÃO

4 filés de peixe branco já limpos e temperados com um pouco de sal
2 colheres de sopa de azeite extravirgem
1 cebola média ralada
2 dentes de alho amassados
3 xícaras de folhas de agrião já limpas
½ xícara de leite desnatado
½ xícara de creme de leite light
2 colheres de sopa de suco de limão
1 pitada de noz-moscada
2 colheres de sopa de salsa e cebolinha para enfeitar
Sal a gosto

Modo de fazer

Em uma frigideira teflon, doure os filés em uma colher de sopa de azeite. Se começarem a grudar, acrescente um pouco de suco de limão. Retire do fogo e disponha os filés em uma travessa refratária. Para manter o calor dos peixes, embrulhe a travessa com papel-alumínio ou, se preferir, leve-a ao forno preaquecido em temperatura mínima por alguns minutos. Na mesma frigideira, doure a cebola e o alho no restante do azeite. Acrescente o agrião e refogue rapidamente, para que as folhas amaciem. Reserve. No liquidificador, coloque o leite, o creme de leite light, o suco de limão, o refogado de agrião e tempere com sal e noz-moscada. Bata até misturar tudo muito bem e leve novamente ao fogo para engrossar, mexendo sempre. Sirva esse molho sobre os filés de peixe e enfeite com salsa e cebolinha picadas.

NOTAS rende 4 porções
com 80 notas cada

KANI COM MOLHO TÁRTARO

16 unidades de kani
1 pé de alface pequeno
Molho tártaro
3 colheres de sopa de maionese light
2 colheres de sopa de creme de leite light
2 colheres de sopa de iogurte natural
½ xícara de pepino em conserva cortado em cubinhos pequenos
½ xícara de cebola picadinha
1 dente de alho bem batidinho
8 unidades de azeitona verde picadas
2 colheres de sopa de alcaparras picadinhas
3 colheres de sopa de salsa e cebolinha picadinhas

Modo de fazer

Lave e seque muito bem as folhas de alface e distribua-as em uma travessa de vidro rasa. Reserve. À parte, deixe a cebola de molho em um pouco de água para retirar o ardor. Escorra e reserve. Prepare o molho, misturando com um garfo ou um mixer a maionese, o creme de leite e o iogurte. Acrescente então os demais ingredientes do molho, mexendo bem. Prove o sabor e, se achar necessário, acrescente um pouco de sal. Reserve o molho. Corte os palitos de kani ao meio, no sentido do comprimento, distribua-os lado a lado em um prato raso e leve para aquecer por alguns segundos no micro-ondas. Retire, distribua-os sobre as folhas de alface e derrame o molho por cima.

NOTAS rende 2 porções com 150 notas

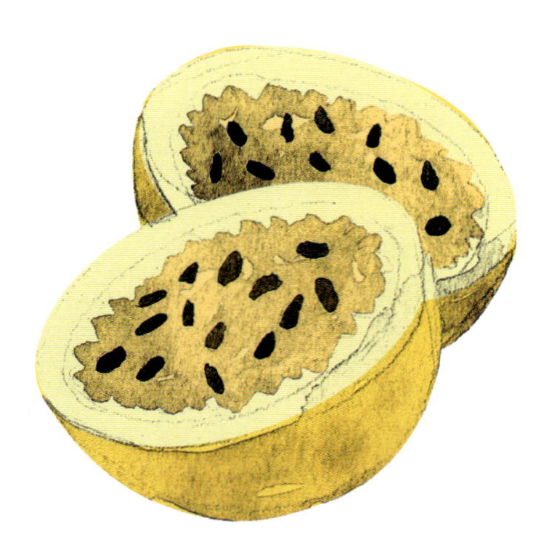

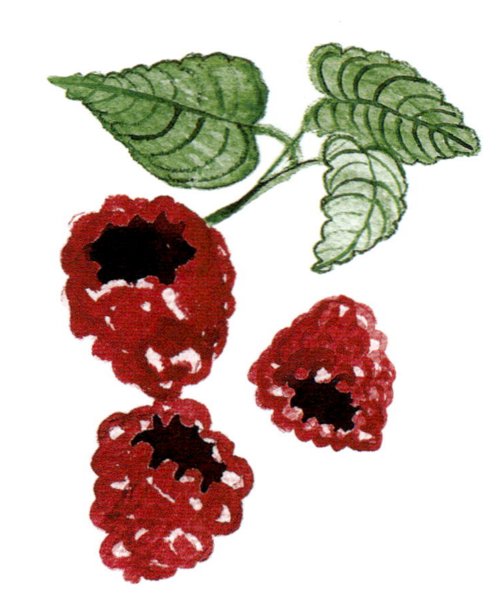

DOCES

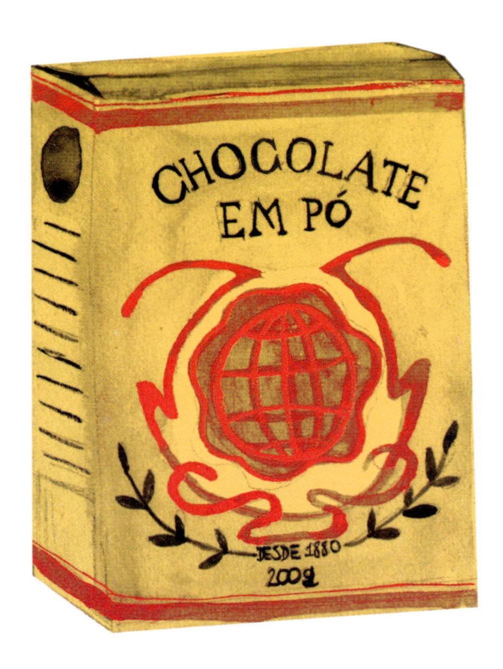

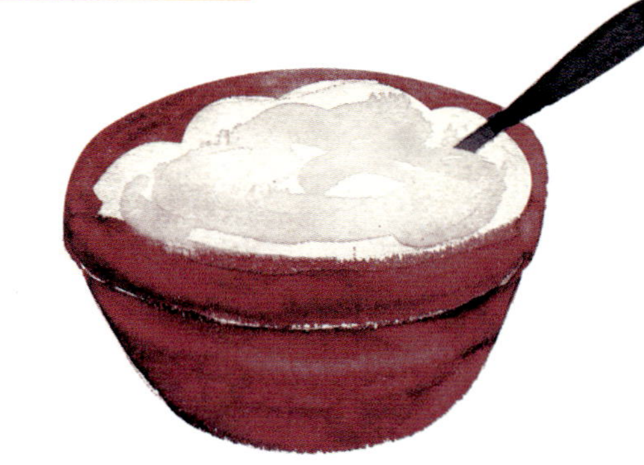

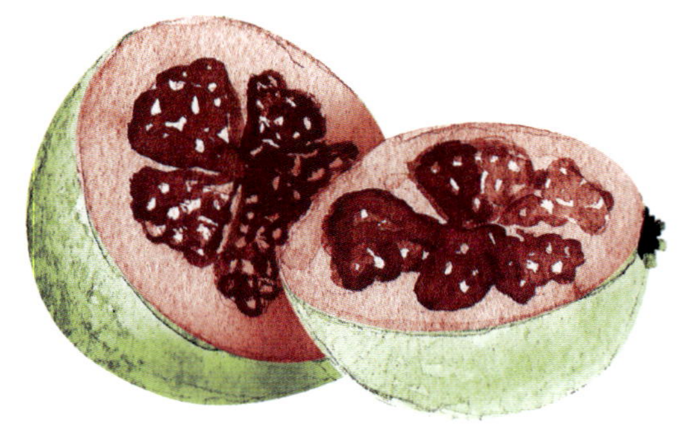

BANANA CARAMELADA LIGHT COM GENGIBRE

4 bananas-maçã
2 laranjas
1 colher de sopa de gengibre fresco picado
½ xícara de água
½ colher de sopa de canela em pó
1 colher de sopa cheia de adoçante granular

Modo de fazer

Descasque as bananas e corte cada uma delas no sentido do comprimento. Descasque a laranja, eliminando toda a parte branca. Corte ao meio no sentido do comprimento e retire a parte branca central e os caroços. Corte cada metade em gomos sobre um prato raso, pois assim você ainda pode aproveitar todo o suco que escorrer. Com uma faquinha, descasque o gengibre e pique em pequenos pedaços. Reserve. Em uma frigideira, junte o adoçante granular, o gengibre picado e a água e leve ao fogo baixo. Quando ferver, distribua as bananas e os gomos de laranja na frigideira e deixe cozinhar por mais 5 minutos ou até que todo o líquido evapore. Com a ajuda de uma escumadeira, retire as bananas e as laranjas da frigideira e transfira para um prato. Polvilhe com a canela em pó e sirva a seguir.

NOTAS rende 4 porções de 30 notas cada. Se quiser, sirva acompanhado de sorvete de creme light (40 notas cada bola)

PAVÊ LIGHT DE BIS

1 pote de 2 litros de sorvete light de creme
1 barra de chocolate de 170 g
2 caixas de Bis

Modo de fazer

Derreta o chocolate e reserve. Corte todos os Bis em quadradinhos. Em uma travessa, coloque uma camada de Bis, uma camada de sorvete e mais uma camada de Bis. Finalize com o chocolate derretido por cima. Leve para gelar no congelador.

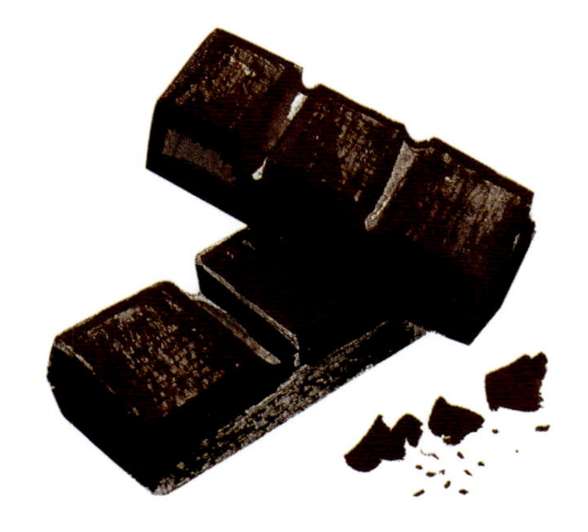

NOTAS 65 notas
cada porção pequena

COMPOTA DE GOIABA

6 goiabas vermelhas bem firmes
2 xícaras de chá de água
4 colheres de sopa de adoçante em pó (próprio para forno e fogão)
Suco de 2 laranjas

Modo de fazer

Descasque as goiabas, corte ao meio e retire as sementes. No liquidificador, bata as cascas e as sementes com a água. Peneire e leve ao fogo com o adoçante. Ferva por 5 minutos, e então junte as goiabas e o suco de laranja. Cozinhe, mexendo algumas vezes, até que as goiabas fiquem bem cozidas, porém ainda firmes. Espere esfriar e coloque em uma compoteira.

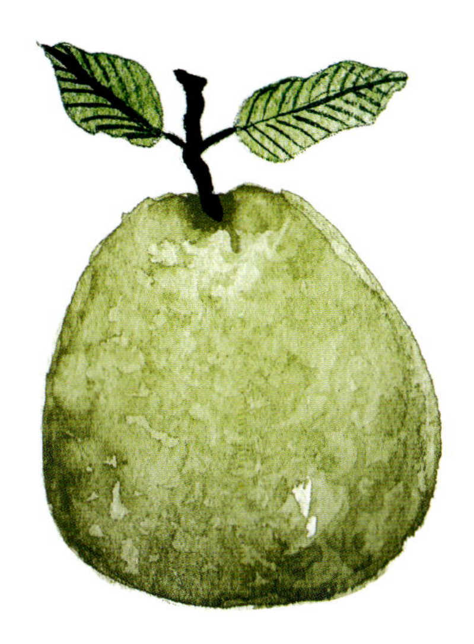

NOTAS rende 6 porções de 25 notas cada (equivalente a 2 metades)

FRUTAS NO VAPOR LIGHT

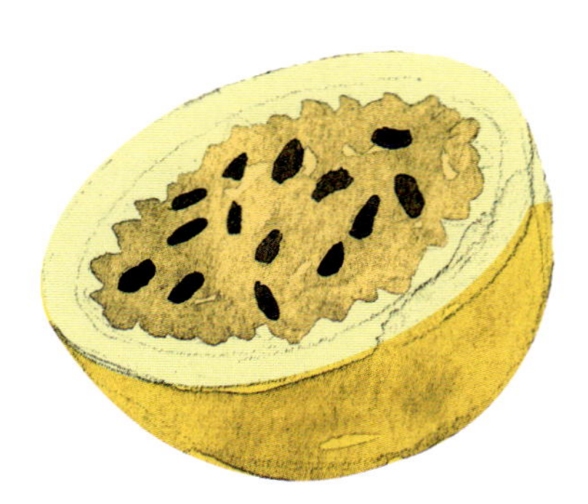

12 morangos
4 ramos de hortelã
2 kiwis
2 bananas-nanicas pequenas
4 fatias finas de abacaxi
4 cravos-da-índia
2 damascos cortados em metades
2 maracujás
4 colheres de chá de adoçante em pó do tipo granular

Modo de fazer

Lave muito bem os morangos e as folhas de hortelã sob água corrente. Descasque as bananas e os kiwis. Em uma tábua, corte as bananas em rodelas finas, os kiwis em fatias e os morangos ao meio. Preaqueça o forno a 180° (temperatura média). Corte 4 retângulos de 30 x 25 cm de papel-alumínio para fazer as trouxinhas, da seguinte forma: coloque uma fatia de abacaxi no centro de cada retângulo, espete um cravo em cada fatia e disponha sobre ela 3 morangos, meio kiwi, meio damasco e meia banana. Levante e junte as 4 pontas do papel, enrolando-as para formar uma trouxinha. Em uma assadeira, coloque as trouxinhas e leve ao forno por cerca de 20 minutos. Enquanto isso, prepare a calda de maracujá: retire a polpa dos maracujás e peneire. Reserve algumas sementes para decoração. Em uma panela pequena, junte o suco do maracujá e o adoçante. Leve ao fogo baixo para esquentar, sem deixar ferver. Acrescente as sementes reservadas e misture bem. Retire as trouxinhas do forno e coloque-as em pratos. Abra o papel-alumínio e regue as frutas assadas com a calda de maracujá. Decore com a hortelã e sirva a seguir.

NOTAS cada porção tem 60 notas. Se quiser, sirva acompanhado de 1 bola de sorvete de creme light ou diet (cada bola possui 40 notas)

GELADO DE FRUTAS VERMELHAS

250 ml de iogurte light de morango
3 colheres de sopa de framboesa congelada
8 morangos
1 colher de sopa de adoçante culinário
1 colher de sobremesa de suco de limão
2 bolas médias de sorvete de morango light

Modo de fazer

Deixe o iogurte no freezer por alguns minutos ou até começar a congelar. Em uma panela, coloque as frutas, o adoçante e o suco de limão. Leve ao fogo baixo, mexendo até formar uma geleia. Espere esfriar. Monte a sobremesa em duas taças: coloque camadas intercaladas de geleia e iogurte. Finalize com uma bola de sorvete. Sirva em seguida.

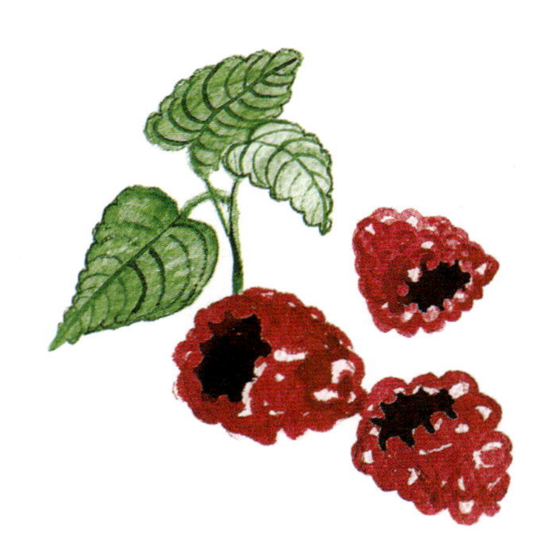

NOTAS rende 2 taças
com 60 notas cada

MOUSSE DE LIMÃO

1 embalagem de gelatina diet de limão
1 embalagem de gelatina sem sabor incolor
200 ml de água quente
100 ml de suco de limão
9 colheres de sopa de leite em pó desnatado
100 ml de leite desnatado
2 g de aspartame (1 colher de sopa)
Para decorar
2 claras batidas em neve com adoçante
Raspas de limão

Modo de fazer

Dissolva a gelatina de limão em 100 ml de água quente e deixe esfriar. Faça o mesmo com a gelatina sem sabor. Reserve. Bata o suco de limão, o leite em pó, o leite e o aspartame no liquidificador. Acrescente a gelatina incolor e bata mais um pouco. Por fim, acrescente a gelatina de limão e bata por mais alguns minutos. Coloque em taças individuais e leve à geladeira para firmar. Na hora de servir, acrescente as claras batidas em neve e polvilhe raspas de limão por cima.

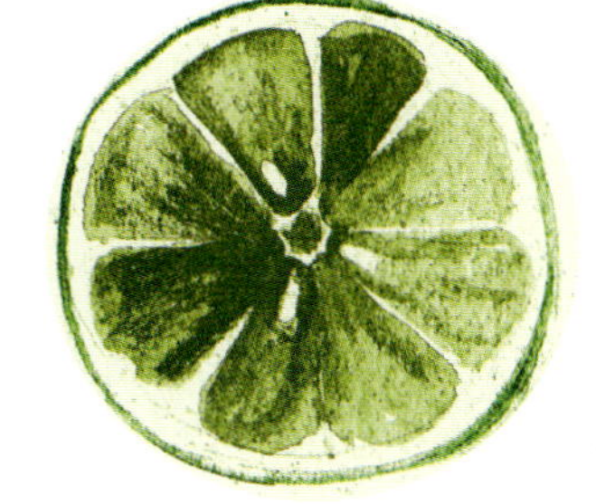

NOTAS rende 8 porções de 20 notas cada

BOLO DE CHOCOLATE

Para a massa
3 ovos
1 clara
3 colheres de sopa de farinha de trigo
½ xícara de leite desnatado
1 colher de sopa de cacau em pó peneirado
1 colher de sobremesa de fermento em pó
3 colheres de sopa de adoçante culinário em pó
Cobertura
1 barra de 40 g de chocolate dietético

Modo de fazer

Bata as 4 claras até ficarem firmes, acrescente as gemas e bata por mais 3 minutos. Desligue a batedeira, junte o leite, a farinha, o cacau, o fermento e o adoçante e misture rapidamente. Despeje a massa em uma forma de 20 cm de diâmetro untada e asse em forno médio por 30 minutos. Retire e deixe esfriar. Derreta o chocolate em banho-maria ou no micro-ondas e espalhe sobre o bolo frio, com a ajuda de um pincel.

NOTAS 105 notas
cada fatia pequena

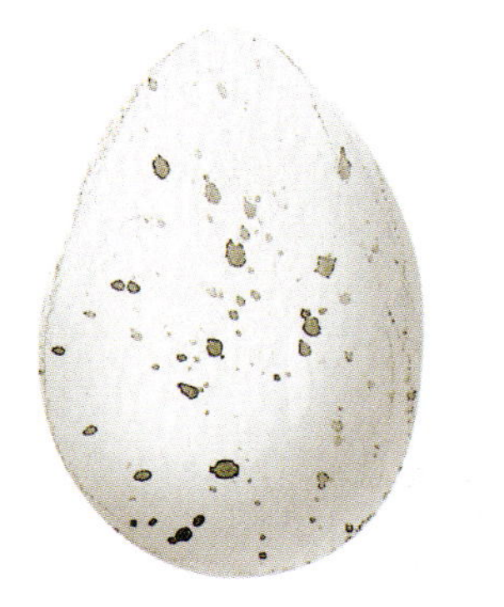

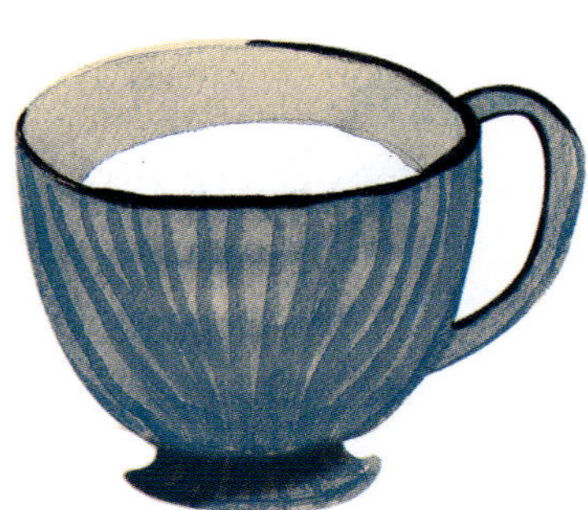

DELÍCIA DE ABACAXI

2 abacaxis frescos
2 caixinhas de creme de leite light
3 caixas de gelatina diet sabor abacaxi
Adoçante culinário próprio para forno e fogão
3 litros de água

Modo de fazer

Retire o miolo do abacaxi e pique em pedaços pequenos. Leve ao fogo junto com a água e o adoçante culinário. Prove para ver se está doce o suficiente, e então deixe ferver. Depois que já estiver fervido, apague o fogo, coloque a gelatina, misture até dissolvê-la, e então junte o creme de leite. Leve à geladeira para firmar.

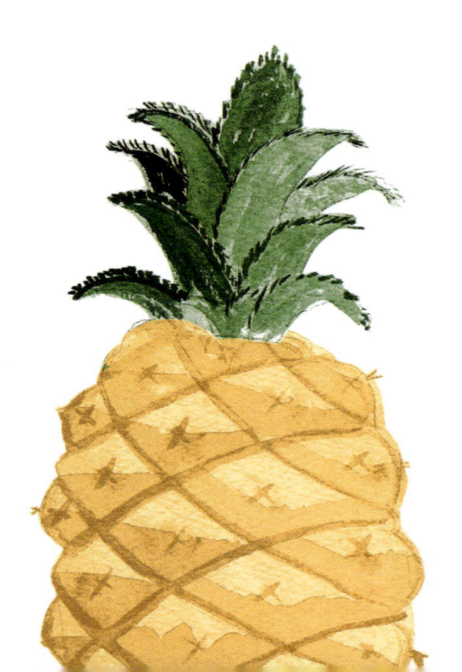

NOTAS cada porção pequena tem 80 notas

PUDIM DE PÃO RÁPIDO LIGHT

2 ovos
1 xícara de leite desnatado
4 colheres de sopa de adoçante culinário em pó
1 colher de café de noz-moscada
6 fatias de pão de forma picado
1 xícara de geleia de damasco

Modo de fazer

Bata no liquidificador os ovos com o leite, o adoçante e a noz-moscada. Despeje o líquido batido sobre o pão picado e mexa bem. Distribua a massa em forminhas refratárias untadas. Asse no forno médio, em banho-maria, até firmar. Depois de morno, espalhe 1 colher de geleia sobre cada pudim.

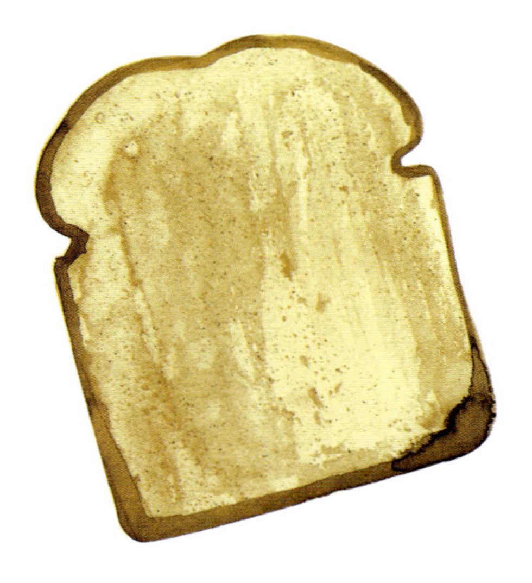

NOTAS 8 porções com 50 notas cada

SORVETE LIGHT DE TORTA DE LIMÃO

1 lata de leite condensado light ou dietético
1 pote de iogurte desnatado
½ xícara de suco de limão
1 colher de sobremesa de raspas de limão
8 unidades de biscoito diet de leite quebrado em pedacinhos

Modo de fazer

Reserve os biscoitos. À parte, bata os ingredientes no liquidificador por 5 minutos, sem parar. Retire e misture os biscoitos quebradinhos. Leve ao freezer em forminhas de sorvete ou, se não tiver, em forminhas de gelo.

NOTAS rende
6 porções de 40
notas cada

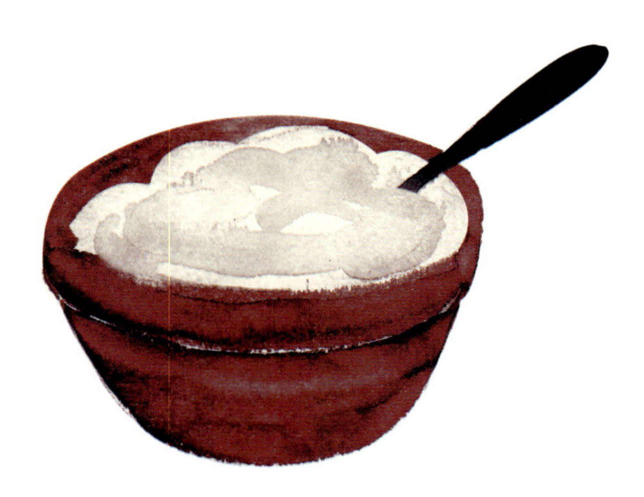

BRIGADEIRÃO LIGHT DE MICRO-ONDAS

1 lata de leite condensado light
1 lata de creme de leite light
1 xícara de achocolatado diet
1 colher de sopa de margarina light
3 ovos inteiros
Chocolate granulado diet

Modo de fazer

Junte todos os ingredientes, menos o granulado, e bata no liquidificador por alguns minutos. Coloque a mistura em uma forma de vidro com furo, untada com margarina light, e leve ao micro-ondas por 10 minutos na potência alta. Quando estiver morno, desenforme e cubra com chocolate granulado diet.

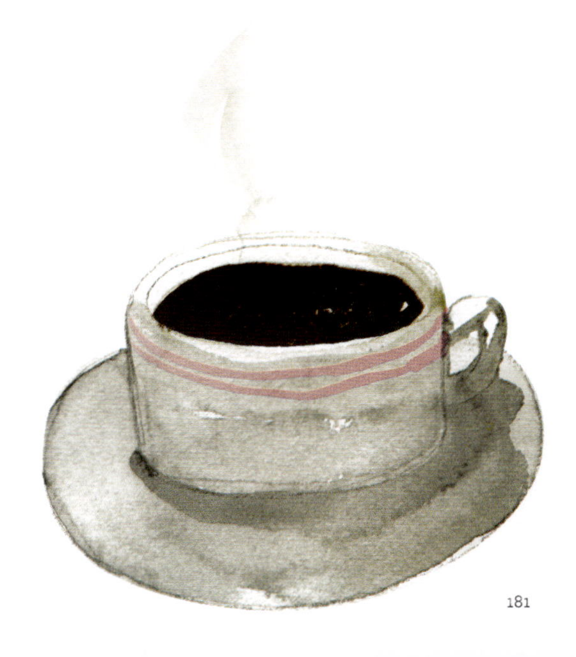

NOTAS 75 notas por fatia pequena

SUFLÊ ROMEU E JULIETA

3 claras
125 g de doce de goiaba light
4 colheres de sopa de requeijão light

Modo de fazer

Bata as claras em neve até que fiquem firmes. Desligue a batedeira e misture o doce de goiaba delicadamente, com o auxílio de uma colher. Distribua a mistura em 4 refratários individuais para suflê. Leve ao forno médio preaquecido e asse por 8 minutos ou até o suflê estufar. Sirva quente com requeijão light por cima.

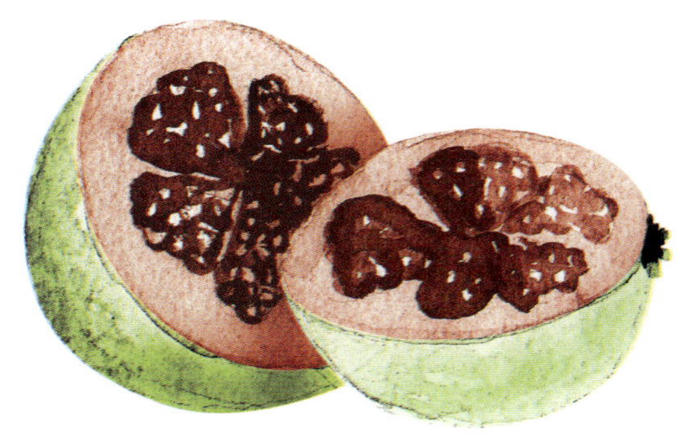

NOTAS rende 4 porções com 30 notas cada

SORVETE DE LIMÃO E TOMILHO

3 ramos de tomilho fresco
½ xícara de adoçante culinário
2 xícaras de água fervente
1 xícara de suco de limão (5 a 6 limões)
1 colher de sopa de casca de limão ralada
1 pitada de sal

Modo de fazer

Junte o tomilho e o adoçante em uma tigela de metal média. Derrame água quente sobre eles e mexa para dissolver o adoçante. Deixe de molho por 3 minutos, depois jogue fora o tomilho. Mantenha a tigela na geladeira por 10 minutos para esfriar. Então adicione o suco, as raspas de limão e o sal. Distribua a mistura em 1 ½ forma de gelo, enchendo cada compartimento até um pouco abaixo da borda. Leve ao freezer por 1 hora. Coloque os cubos em um processador ou liquidificador e bata rapidamente apenas para o gelo ficar granulado; transfira esse gelo granulado para as taças de sorvete e enfeite com um raminho de tomilho. Se quiser, polvilhe um pouco de casca de limão ralada em cima.

NOTAS 4 porções
com 15 notas cada

MINIBOLINHOS DE CHOCOLATE

Para a massa
3 ovos
1 clara
3 colheres de sopa de farinha de trigo
½ xícara de leite desnatado
1 colher de sopa de cacau em pó peneirado
1 colher de sobremesa de fermento em pó
3 colheres de sopa de adoçante culinário em pó
Cobertura
2 claras
1 colher de sopa de adoçante culinário em pó

Modo de fazer

Massa: Bata as 4 claras até ficarem firmes, acrescente as gemas e bata por mais 3 minutos. Desligue a batedeira, junte o leite, a farinha, o cacau, o fermento e o adoçante e misture rapidamente. Despeje a massa em forminhas próprias para minibolinhos ou cupcakes (preencha a metade de cada forminha, pois a massa cresce). Retire e deixe esfriar. *Cobertura*: Bata as claras em neve com o adoçante até dobrar de tamanho. Verifique o sabor e, se achar necessário, acrescente um pouco mais de adoçante. Cubra os bolinhos com as claras em neve e sirva ainda quente.

NOTAS rende 5 unidades de 105 notas cada

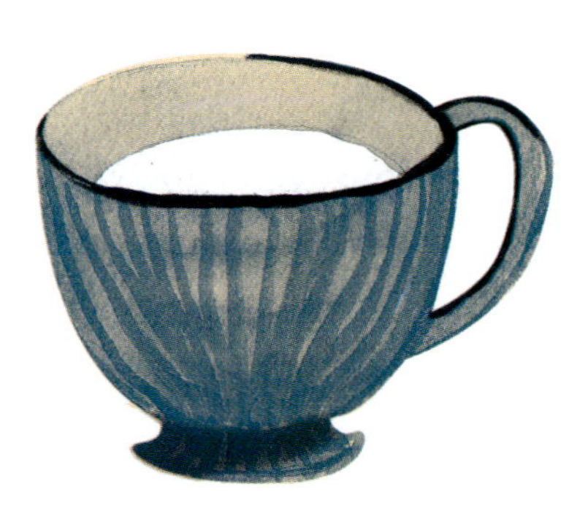

FLAN CREMOSO DE MARIA-MOLE E MARACUJÁ

2 envelopes de gelatina incolor sem sabor
½ xícara de água
1 lata de creme de leite light
1 vidro de leite de coco light
4 claras
4 colheres de sopa de adoçante culinário em pó
1 xícara de coco fresco
Calda
1 xícara de suco de maracujá
1 xícara de água
1 colher de sopa de maisena
2 colheres de sopa de adoçante culinário em pó

Modo de fazer

Hidrate os dois envelopes de gelatina sem sabor na água morna e deixe em banho-maria. Bata no liquidificador o creme de leite, o leite de coco, o adoçante e a gelatina derretida em banho-maria. Junte este creme às claras que foram batidas em neve previamente e mexa. Adicione metade do coco ralado. Coloque o creme numa forma de pudim e leve à geladeira. Cubra com a calda e o restante do coco. *Calda*: Em uma panela, coloque 1 xícara de suco de maracujá ou polpa de maracujá com caroço, a maisena, a água e o adoçante. Leve ao fogo, espere ferver e deixe engrossar.

NOTAS 12 porções
com 60 notas cada

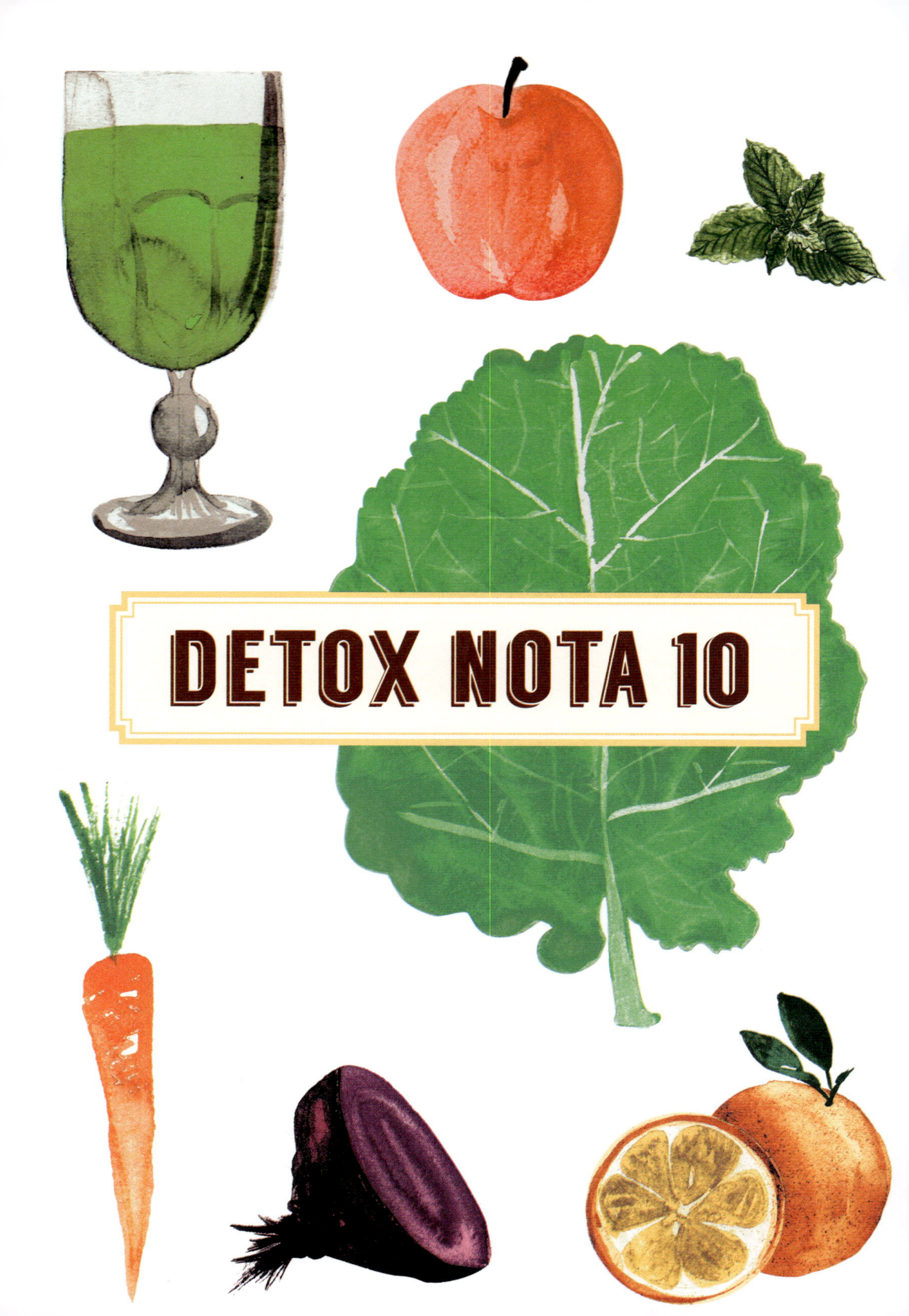
DETOX NOTA 10

SUCOS DETOX - POR QUE FAZER?

Parafraseando Vinicius de Moraes: "Excessos, melhor não cometê-los; mas, se não cometê-los, como saber?"

O problema

Quem está tentando perder peso e nunca se viu nesta situação? Você começa um bom tratamento para emagrecer na segunda-feira, vai seguindo direitinho o que lhe foi recomendado durante a semana toda e acorda na sexta com 1 quilo a menos. Você já começa o fim de semana feliz e animada!

O fim de semana é responsável por 80% dos casos de abandono de tratamento para emagrecer, e apenas 2 dias de excesso estragam 1 semana inteira de dieta bem-feita.

Mas no sábado você é convidada para aquela feijoada, aceita ir e começa a escorregar. Duas caipirinhas, caldinho de feijão, carne de porco, farofa, muita cerveja... Você pensa: "Ah, só por um dia isso não vai fazer mal!"

No domingo você acorda já meio de "ressaca" com um telefonema do seu melhor amigo dizendo que hoje é aniversário dele e vai rolar um churrasco. Lá vai você de novo. Agora é a vez da picanha, da farofa de ovo, da linguiça, de mais cerveja... E a dieta, ladeira abaixo. Na segunda-feira você acorda, vai se pesar e vê o estrago: o quilo que você tinha perdido está todo de volta e mais um pouco. E agora?

A solução

É aí que entra em cena um aliado de primeira linha que pode salvar você e o seu resultado: um dia de desintoxicação à base de sucos detox! Com eles, você consegue perder de 0,5 a 1 kg, além de se livrar dos excessos que cometeu no fim de semana e diminuir a retenção de líquidos acumulada. Os sucos são ricos em potássio, cálcio e ferro e contêm também poderosos antioxidantes, como vitamina C, betacaroteno, polifenóis e muitos outros ingredientes saudáveis. O seu poder desintoxicante beneficia qualquer pessoa que cometa excessos na alimentação, mesmo que não precise perder peso.

Você pode fazer essa desintoxicação com sucos detox até 2 vezes por semana sem nenhum prejuízo para a saúde; apenas não pratique exercícios muito intensos no mesmo dia. Se achar que não consegue ficar sem mastigar durante um dia inteiro, não tem problema: acrescente 2 porções de salada verde.

E não se esqueça: antes de começar qualquer dieta de emagrecimento, consulte sempre seu médico.

Sucos detox

Exagerou no fim de semana? Então, que tal um suco detox para dar uma limpada no organismo? Veja duas sugestões para fazer em casa!

RECEITA 1 - PARA DAR ENERGIA

Ingredientes

100 ml de água de coco gelada
1 colher de café de gengibre ralado
1 maçã com casca e sem sementes
1 folha de couve sem o talo
1 ramo de hortelã

Modo de fazer

Higienize muito bem os ingredientes. Pique a maçã, a couve e a hortelã. Bata todos os ingredientes no liquidificador ou processador e beba a seguir.

NOTAS

rende um copo grande
com 30 notas e 6 estrelas

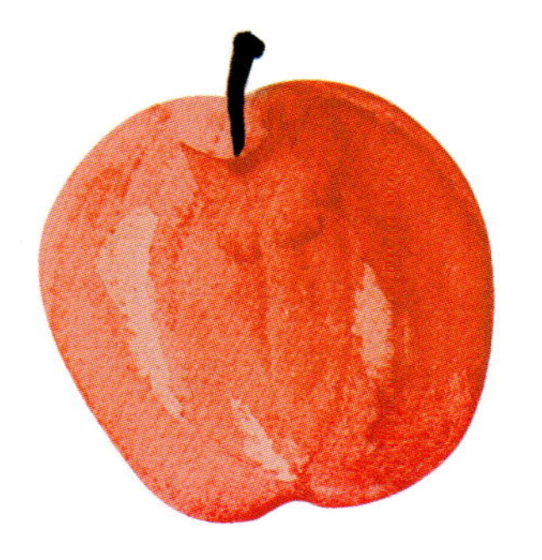
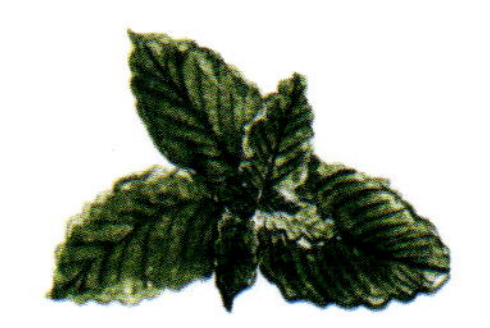
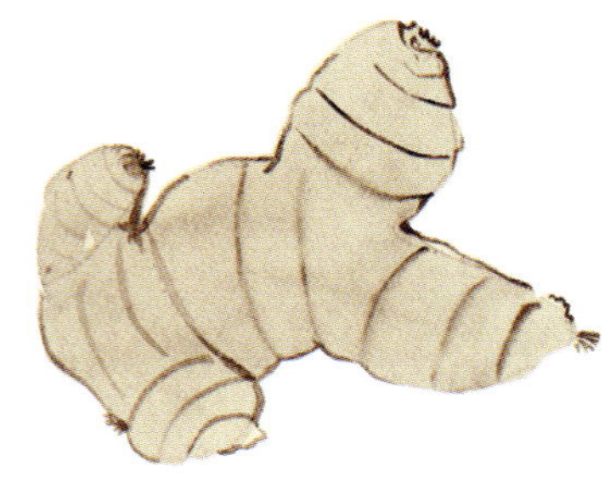

RECEITA 2 - PARA DAR SACIEDADE

Ingredientes

½ xícara de beterraba ralada
2 laranjas-seletas ou pera, sem casca e sem sementes
¼ de xícara de cenoura ralada
1 colher de sopa rasa de linhaça

Modo de fazer

Higienize muito bem os ingredientes. Corte as laranjas em pedaços e bata no liquidificador ou processador, junto com os demais ingredientes. Se for necessário, acrescente um pouco de água filtrada para poder processar melhor os alimentos. Beba a seguir.

NOTAS
rende um copo grande
com 100 notas e 6 estrelas

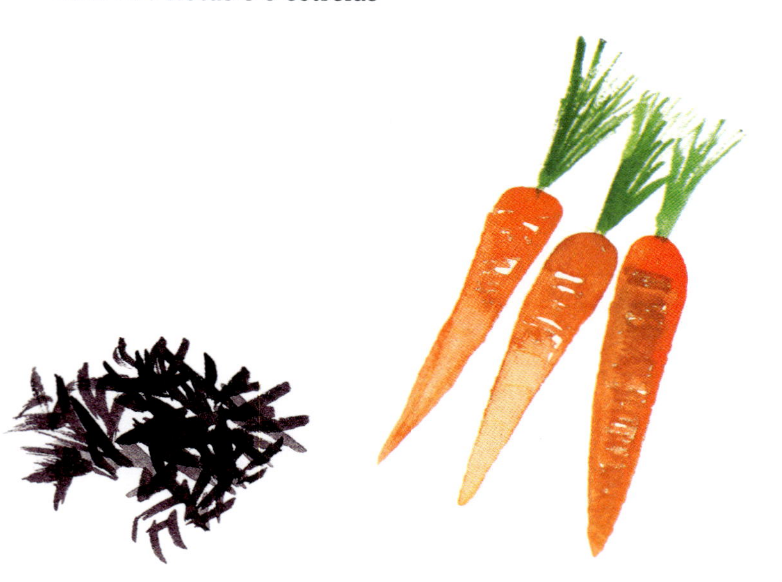

AGRADECIMENTOS

Este livro não seria escrito sem a colaboração da minha parceira de vida, a chef de cozinha Flavia Singui, que esteve sempre ao meu lado cozinhando, experimentando e ajudando a selecionar as melhores receitas entre muitas, além de ter me presenteado com Maria Fernanda, nossa filha. Elas e Luiza, minha outra filha, são meus grandes amores e motivo de muito orgulho e inspiração.

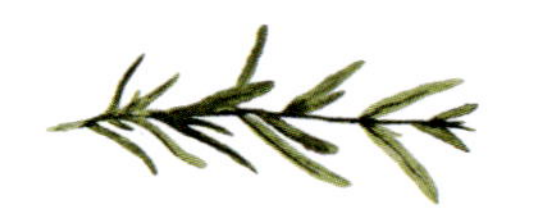

Este livro foi composto nas tipologias Langdon e Archer
e impresso em papel Chouché 115 g/m²,
na Prol Gráfica e Editora.